ЕV reinhardt

Personzentrierte Beratung & Therapie; Band 15

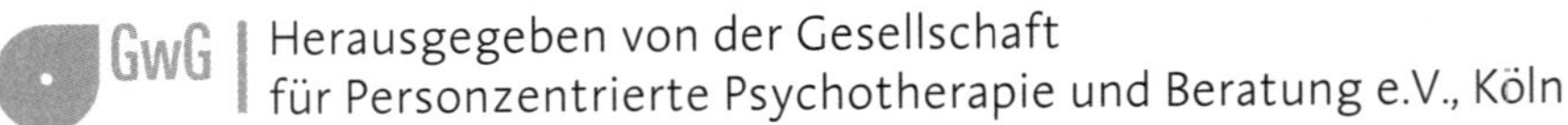

Ulrike Hollick, Maria Lieb, Andreas Renger,
Torsten Ziebertz

Personzentrierte Familientherapie und -beratung

Mit einem Geleitwort von Charles O'Leary

Ernst Reinhardt Verlag München

Ulrike Hollick, Dipl.-Psych., Weimar (Lahn), ist Psychologische Psychotherapeutin in freier Praxis und Dozentin an der Universität Marburg sowie Supervisorin und Ausbilderin u.a. für Personzentrierte Familientherapie und -beratung.
Maria Lieb, Personzentrierte Beratung (Counselling), Sozialpädagogin (B.A.), Oberhausen, Ausbilderin für Personzentrierte Familientherapie (GwG), Systemische Familientherapeutin, Supervisorin, Traumapädagogin/traumazentrierte Fachberaterin (DeGPT/ BAG-TP), ist in eigener Praxis tätig.
Andreas Renger, Dipl.-Psych., Bonn, ist Psychologischer Psychotherapeut in freier Praxis, Leiter einer Familien- und Lebensberatungsstelle, Supervisor, Lehrtherapeut für Gesprächspsychotherapie und Personzentrierte Beratung.
Dr. phil. *Torsten Ziebertz*, Oberhausen, Erziehungswissenschaftler, Ausbilder für Personzentrierte Beratung und Familientherapie (GwG), Systemischer Familientherapeut, Supervisor, führt ein Institut für Weiterbildung, Supervision und Organisationentwicklung.

Bibliografische Information der Deutschen Nationalbibliothek

Die Deutsche Nationalbibliothek verzeichnet diese Publikation in der Deutschen Nationalbibliografie; detaillierte bibliografische Daten sind im Internet über <http://dnb.d-nb.de> abrufbar.
ISBN 978-3-497-02788-0 (Print)
ISBN 978-3-497-61037-2 (PDF-E-Book)
ISBN 978-3-497-61051-8 (EPUB)
ISSN 1860-5486

Printed in EU
Reihenkonzeption Umschlag: Oliver Linke, Hohenschäftlarn
Covermotiv: © bittedankeschön/Fotolia.com
Satz: JÖRG KALIES – Satz, Layout, Grafik & Druck, Unterumbach

Ernst Reinhardt Verlag, Kemnatenstr. 46, D-80639 München
Net: www.reinhardt-verlag.de · E-Mail: info@reinhardt-verlag.de

Inhalt

Geleitwort von Charles O'Leary

Ich freue mich, dieses erste deutschsprachige Lehrbuch zur Personzentrierten Paar- und Familientherapie willkommen zu heißen.

Meiner Erfahrung nach sind die Grundprinzipien des Personzentrierten Ansatzes besonders hilfreich, um Veränderungen in einer Familie oder bei einem Paar, das sich in Schwierigkeiten befindet, anzustoßen. Personzentrierte Therapeuten begegnen jeder Person mit Akzeptanz und versuchen sie in ihrem einzigartigen Erleben zu verstehen. Familien- und Paartherapeuten schaffen eine sichere Atmosphäre, die es den Klienten erlaubt, offen über ihre Entwicklungsprobleme (ein Kind wird geboren, wächst auf, hat spezielle Bedürfnisse) zu sprechen. Sie helfen Klienten dabei, sich in Lebenssituationen, die von Erkrankungen, von unterschiedlichem Erleben an Selbstwirksamkeit und Selbstwertschätzung, von finanziellen Belastungen, beruflichen Anforderungen, von widersprüchlichen Erwartungen und den Anforderungen von Herkunftsfamilien mit unterschiedlicher kultureller Erfahrung geprägt sind, zurechtzufinden. Einem erfahrenen Familientherapeuten gelingt es, Familienmitgliedern zu helfen, einander zu verstehen, auch wenn sie sich in ihrem Bedürfnis nach Stabilität und Kontrolle bedroht fühlen.

Die Autoren sind erfahrene Praktiker auf dem Gebiet der Familientherapie: Sie bieten umfangreiche Überlegungen zu den zentralen Ansätzen in der Arbeit mit Klienten an und arbeiten mit Menschen in sehr unterschiedlichen Settings und Bedingungsfeldern. Sie lernen ihre Klienten als Individuen kennen, denen sie aber auch in komplexen Gruppenkonstellationen begegnen müssen.

Die Autoren kennen Kinder jeden Alters: Jedes Kind wird individuell als Person gewürdigt und wertgeschätzt, während gleichzeitig die Eltern in ihrer Notlage verstanden und akzeptiert werden.

Die Autoren vergessen niemals die Einzelperson, auch wenn sie versuchen, die Gesamtsituation, in der die Person lebt und die sie selber mit geschaffen hat, zu verstehen. In der Sprache des Personzentrierten Ansatzes heißt das: Sie versuchen das Ringen jeder einzelnen Person mit dem eigenen Selbstkonzept sowie mit dem Konzept der Familie, in der sie lebt, zu verstehen. Ich kenne die Verfasser und die Menschlichkeit, die sie in diese Arbeit einbringen.

In den letzten Jahren sind drei maßgebliche Artikel im American Journal of Maritial and Family Therapy (keine Personzentrierte Zeitschrift) erschienen. Ein

Artikel fasste die Ergebnisse von 49 Studien über die Resonanz von Klienten zur Paar- und Familientherapie zusammen. Alle Ergebnisse bestätigten das Bedürfnis von Klienten nach Therapeuten mit einer personzentrierten Orientierung.

Klienten beschrieben die Therapien als einen „sicheren Hafen von Trost und Hoffnung". Gute Therapeuten wurden als unterstützend, unparteiisch, nicht wertend und warm erlebt. Die Klienten fühlten sich angenommen.
Die Klienten hatten das Gefühl, die Therapeuten hörten ihnen zu, und sie waren daher bereit, Vorschläge der Therapeuten zu bedenken, und auf diese Weise konnte sich ein dialektischer Veränderungsprozess entwickeln.
Therapeuten überwanden die traditionellen Rollenmuster von Therapeut und Klient. Das hieß vor allem: Sie lernten von ihren Klienten! (Chenail et. al. 2012)
Klienten schätzten direkte, nicht-kritisierende Fragen zu persönlichen Dingen. Die Therapeuten erkundigten sich nach Gefühlen, wie es die Klienten untereinander nicht taten.

Ein weiterer Artikel (Fife et al. 2014) stellt Familientherapie als eine Art Pyramide dar, deren Basis ein „Way of Beeing", also eine Haltung des Therapeuten den Klienten gegenüber ist: Die Beschaffenheit unserer Herzen und unsere Fähigkeit, Klienten als einzigartige menschliche Wesen anzusehen. Diese Art zu sein ist das Fundament, auf dem alle andere Hilfe gegründet ist.

Ein dritter Artikel (Sparks 2015) gibt die Ergebnisse einer der umfangreichsten Studien zur Paartherapie wieder und betont die zentrale Bedeutung von "Wärme, Freundlichkeit und der Fähigkeit zuzuhören" als den Kern von erfolgreichen Arbeitsbündnissen mit Klienten in belasteten Beziehungen.

Diese Artikel (zwei von ihnen gewannen Preise als wichtigste Artikel des Jahres) unterstützen die in diesem Buch beschriebene Integration von Fertigkeiten und persönlichen Fähigkeiten. Therapeuten und Berater, die dieses Buch lesen, erhalten eine Orientierung über zahlreiche Studien zu Therapeuten und Klienten innerhalb des Personzentrierten Ansatzes. Zudem werden sie zum Gebrauch dieser Fertigkeiten, die Veränderung und Kontakt in Familien und zwischen Paaren ermöglichen, angeleitet.

Denver, Sommer 2018 Charles J. O'Leary, PhD

Literatur

Chenail, R. J., St. George, S., Wulf, D., Duffy, M., Scott, K.W., Tomm, K. (2012): Clients' Relational Conceptions of Conjoint Couple and Family Therapy Quality: A Grounded Formal Theory. Journal of Marital and Family Therapy 38 (1)

Fife, S. T., Whiting, J. B., Bradford, K., Davis, S. (2014) The Therapeutic Pyramid: A Common Factors Synthesis of Techniques, Alliance and Way of Being. Journal of Marital and Family Therapy 40 (1)

Sparks, J. A. (2015): The Norway Couple Project: Lesseons Learned. Journal of Martial and Family Therapy 41 (4), 481 – 494

(Aus dem Amerikanischen übersetzt von Andreas Renger.)

Vorwort und Dank

So unterschiedlich Menschen sind, und so verschieden die Konstellationen der Familien und Bezugssysteme, in denen sie aufgewachsen sind, so haben sie doch eines gemeinsam: Jeder Mensch wird durch seine individuellen Erfahrungen mit seiner Herkunftsfamilie oder den Hauptbezugspersonen geprägt und dies kann auch im späteren Leben eine wichtige Rolle spielen.

Haben wir nun im beruflichen beraterischen oder therapeutischen Kontext mit Familien zu tun, fließen sowohl unsere eigene Erfahrung als auch der Hintergrund der jeweiligen Familie mit in diese Begegnung ein.

Was aber trägt dazu bei, dass die Erfahrungen innerhalb der Familie einen Menschen positiv begleiten und die Beziehungen als gelingend, akzeptierend, wertvoll und hilfreich erlebt werden?

Mit diesem Buch möchten wir einen Beitrag dazu leisten, dass in der Begegnung mit Familien Erfahrungen ermöglicht werden, die diese in ihrer Entwicklung unterstützen und Bedingungen schaffen, in denen sich auch die einzelnen Familienmitglieder weiterentwickeln können.
Hintergrund ist dafür der Personzentrierte Ansatz nach Carl R. Rogers.

Auf der Grundlage seines humanistischen Menschenbildes können Kinder und Jugendliche, Paare, Eltern und ganze Familien entwicklungsförderlich begleitet und unterstützt werden, um auch miteinander zunehmend verstehend und wertschätzend umzugehen und belastende Situationen zu meistern.

Das vorliegende Buch ist eine Einführung in die Personzentrierte Familientherapie und –beratung (PZFT/PZFB) in Theorie und Praxis.
Im ersten Teil wird dargestellt, auf welche Wurzeln die PZFT zurückgeht und zugleich beschrieben, inwiefern sie sich von anderen Verfahren, v.a. dem Systemischen Ansatz, unterscheidet.

Daran anschließend folgt eine Darstellung der theoretischen Grundlagen der PZFT und PZFB unter Berücksichtigung unterschiedlicher Foki, denen in der Umsetzung und Weiterentwicklung des Ansatzes eine große Bedeutung zukommt.

Schließlich beschäftigt sich das Buch damit, welche Aspekte in der Praxis der PZFT/PZFB zu berücksichtigen sind und wie die Umsetzung des Personzentrierten Ansatzes in der Arbeit mit Familien konkret möglich ist.

Abgerundet wird das Buch durch eine Auswahl unterschiedlicher Kontexte, in denen die PZFT / PZFB ihre Anwendung findet, sowie durch einen Ausblick auf die Möglichkeit, sich in diesem Ansatz weiterzubilden.

Beim Schreiben haben wir bewusst auf die Genderschreibweise verzichtet, um eine bessere Lesbarkeit zu erreichen, selbstverständlich sind immer alle Menschen gemeint.

Das Buch kann diesem Aufbau folgend im Ganzen gelesen werden. Je nach Vorerfahrung oder individuellen Interessensschwerpunkten kann aber auch das jeweils relevante Kapitel einzeln für sich stehen bzw. das Buch bei konkreten Fragen als Nachschlagwerk dienen.

Unser Dank gilt unseren eigenen Eltern und Herkunftsfamilien, unseren Partnern und Kindern, unseren Freunden und Kollegen, die uns unterstützt und mit ihren Anregungen bereichert haben.
Auch danken wir den vielen Familien, denen wir in unserer Arbeit begegnen, die uns immer wieder dazu anregen, das was wir tun, zu hinterfragen und weiterzuentwickeln und die uns beschenken mit den Einblicken in ihre jeweiligen Entwicklungsprozesse.

Ebenso sind wir dankbar für die Begegnungen mit Charles O`Leary, der mit seinem Verständnis von Personzentrierter Familientherapie einen großen Einfluss auf die Entwicklung unseres Ansatzes hatte und uns auch menschlich und fachlich ermutigt hat.

Ein herzliches Dankeschön an die GwG – Gesellschaft für Personzentrierte Beratung und Psychotherapie e.V. bzw. die Menschen, die diesen Verband ausmachen und ihn mitgestalten, v.a. Michael Barg. Durch ihn ist dieses Buch in dieser Form erst möglich geworden.

Danken möchten wir auch dem Ernst Reinhardt Verlag, v.a. Frau Landersdorfer und Herrn Poßin für die gute Zusammenarbeit.

Wir wünschen uns, dass die PZFT / PZFB eine weite Verbreitung findet und hoffen, mit dem vorliegenden Buch Menschen, die mit Familien zu tun haben, in ihrer Arbeit zu unterstützen, und so einen Beitrag zu einem gelingenden Miteinander zu leisten.

Weimar (Lahn), Oberhausen und Bonn im Juni 2018
Ulrike Hollick
Maria Lieb
Andreas Renger
Torsten Ziebertz

1 Einleitung

Torsten Ziebertz

Der vorliegende Band stellt im deutschsprachigen Raum ein Novum dar. Zum ersten Mal wird eine umfangreiche theoretische und praxisbezogene Darstellung der Personzentrierten Familientherapie und –beratung präsentiert, die eine Erweiterung der Personzentrierten Beratung und Psychotherapie von Carl R. Rogers auf den Bereich der Familientherapie bildet.

Personzentrierte Berater und Therapeuten sind von ihrem originären Ansatz her für ein dyadisches Setting ausgebildet worden: Ein Klient spricht mit einem Berater. Eine beträchtliche Zahl personzentrierter Berater und Beraterinnen arbeiten aber heute in der Familienberatung (Ziebertz 2012), also in einem Bereich, in dem ihnen nicht nur ein Mensch gegenübersitzt, sondern eine Familie.

Eine Studie von Ziebertz (2012) machte deutlich, dass es in Theorie und Praxis der Personzentrierten Familientherapie noch viele Lücken zu füllen galt. Diese Lücken bezogen sich nach der Wahrnehmung der Therapeuten und Berater im Wesentlichen auf die folgenden Punkte:

- personzentrierte Theorien der Familie;
- personzentrierte Theorien zu Paaren, Intimität und Sexualität (Lieb 2015);
- praktische Methoden der Paar- und Familientherapie, die sich verfahrenskohärent aus den Theorien ableiten;
- Methoden und Konzepte zum Einbezug von Kindern und Jugendlichen;
- Fort- und Weiterbildungen in Personzentrierter Familientherapie.

Eine Folge dieser Lücken war, dass die Berater, wenn auch mit großem Unbehagen, auf andere familientherapeutische Ansätze zurückgegriffen haben, was zu einem nicht kohärenten Gemisch verschiedener Grundhaltungen, Erklärungsansätze und praktischer Vorgehensweisen geführt hat.

Die Gesellschaft für Personzentrierte Psychotherapie und Beratung (GwG) bietet eine Weiterbildung in „Personzentrierter Familientherapie und –beratung“ mit den Autoren dieses Bandes als Dozenten an (www.gwg-ev.org/weiterbildung/personzentrierte-familientherapie-und-beratung). Ebenso ist es Ziel dieses Buches, einen Beitrag dazu zu leisten, diese Lücken (weitestgehend) zu füllen. Dabei wünschen wir unserer personzentrierten, wie auch bislang verfahrensfremden Leserschaft viel Freude, kreative Anregungen und Mut zum Ausprobieren.

2 Begriffsbestimmung: Personzentrierte Familientherapie und -beratung

Torsten Ziebertz

Was ist damit gemeint, wenn in diesem Band von Personzentrierter Familientherapie und Personzentrierter Familienberatung gesprochen wird?

Beides steht für die psychosoziale Arbeit mit Familien basierend auf der Personzentrierten Beratung und Psychotherapie von Carl R. Rogers. Zunächst einmal sei eine Abgrenzung der beiden Begriffe voneinander dargestellt:

Beratung: Personzentrierte Familienberatung meint für uns jegliche Form von unterstützenden Gesprächen mit Familien oder Familienmitgliedern. Diese Gespräche können in einem Beratungsraum, im Zuhause der Familie oder auch an Orten des familiären Alltages stattfinden. Sie können sowohl die Beziehungen der Familienmitglieder zum Inhalt haben als auch ihre materielle oder soziale Lebenswelt. Sie können den Klienten zur Information und Orientierung, Deutung und Klärung, oder auch zur Unterstützung von Handlung und Bewältigung dienen (Sander/Ziebertz 2010). Die Personzentrierte Familienberatung kann in der Sozialpädagogischen Familienhilfe, Kindertagesstätten, Schulen, Erziehungsberatungsstellen, Jugendämtern, Frühförderstellen, Tagesgruppen etc. umgesetzt werden.

Therapie: Die Personzentrierte Familientherapie meint für uns den Ausschnitt der Familienberatung, der sich explizit mit der Veränderung von inkongruenten Kommunikations- und Interaktionsmustern (Kap. 4.4.3) und den zugrunde liegenden inkongruenten Selbstkonzepten der Individuen beschäftigt. Diese Familientherapie bewegt sich dabei zwischen den individuellen Selbstkonzepten der einzelnen Familienmitglieder und der Kommunikation bzw. den Interaktionen in den gemeinsamen Familienkonzepten hin und her.

Typischerweise findet diese Form der Familientherapie meist in Familienberatungsstellen oder Praxen für Familientherapie statt. Daraus resultierend gelangen wir zu folgender Definition:

DEFINITION

Personzentrierte Familientherapie ist die Anwendung der Personzentrierten Psychotherapie nach Carl R. Rogers auf Familien, die durch Inkongruenzen (d. h. das Leiden einer Person an einer Nicht-Übereinstimmung zwischen ihrem Selbstkonzept und ihren gemachten Erfahrungen) auf der Ebene des Selbst und der Ebene der Beziehungen belastet sind. Durch das definierte Beziehungsangebot des Personzentrierten Familientherapeuten können die Familienmitglieder in einem Prozess, welcher sich wechselseitig mit dem jeweiligen Individuum und der Familie als Ganzem beschäftigt, ihre Beziehungen klären und zu einem befriedigenden Miteinander gelangen und weiterentwickeln.

Sofern nicht anders angegeben, ist in diesem Buch immer beides – Familienberatung und Familientherapie – gemeint. Zugunsten einer besseren Lesbarkeit verwenden wir die Abkürzung PZFT (Personzentrierte Familientherapie) die aber eher als Oberbegriff zu sehen ist.

Obwohl es, wie in Kapitel 3 beschrieben, eine hohe Affinität zur Systemtheorie gibt und eine Familie auch aus personzentrierter Sicht nicht ohne systemtheoretische Implikationen betrachtet werden kann, geht der PZFT–Ansatz über diese Annahmen hinaus. Neben der interpersonellen Ebene hat die intrapersonelle Ebene mit all dem subjektiven Erleben des Individuums den zentralen Stellenwert. Es geht um die Bedeutung subjektiven Erlebens, um die Bildung innerer Repräsentanzen des eigenen Selbst und des anderen. Bei der PZFT geht es um ein Konzept, das davon ausgeht, dass das Verstehen des anderen und das Verstanden-Werden und damit das Symbolisieren von Erleben in der Begegnung eine Veränderung bewirkt, jenseits einer einseitigen Fokussierung auf spezifische Interventionen zum Auflösen von destruktiven Interaktionsmustern.

Kurz: Es gibt eine gemeinsame Schnittmenge im ganzheitlichen Verstehen einer Familiendynamik, es gibt aber auch Unterschiede. Verstehen im Personzentrierten Ansatz ist immer als ein annehmendes Verstehen gemeint, das über das kognitive Verstehen und über positive Konnotierung hinausgeht. Letzten Endes geht es um die Unterscheidung, ob die Herstellung einer wertschätzenden und von Empathie getragenen Beziehung die zwischenmenschliche Grundlage von Vertrauen schaffen soll, damit hilfreiche Interventionen auch angenommen werden können, oder ob diese Haltung bereits selbst die Intervention darstellt.

3 Wurzeln der Personzentrierten Familientherapie

Torsten Ziebertz

In diesem Kapitel werden einige Ansätze aus dem amerikanischen wie auch deutschen Raum vorgestellt, die sich mit Personzentrierter Familientherapie beschäftigt haben.

Begonnen wird dabei mit Carl R. Rogers, der, wenn er auch keine expliziten Schriften zu einer Personzentrierten Familientherapie hinterlassen hat, doch einige theoretische Überlegungen zum Thema „Familie“ formulierte.

Es folgt eine Übersicht über den Ansatz von Virgina Satir, einer der Pionierinnen der Familientherapie überhaupt, der sicherlich einer humanistischen Richtung zuzuordnen ist.

Stefan Schmidtchen hat in seinem Ansatz die Personzentrierte Spieltherapie durch eine Familientherapie ergänzt.

Die beiden Amerikaner Ned Gaylin und Charles O'Leary entwickelten jeweils Ansätze, die sich theoretisch nah an Rogers' Arbeiten anlehnen, dabei aber eigene methodische Erweiterungen liefern.

Weitere Ansätze in der personzentrierten Arbeit mit Familien, die hier nicht weiter ausgeführt werden können, stammen z. B. von Franz Kemper (1997), Thomas Gordon (2012) und Michael Behr (2012).

3.1 Carl R. Rogers

Maria Lieb

„Das Individuum verfügt potentiell über unerhörte Möglichkeiten, um sich selbst zu begreifen und seine Selbstkonzepte, seine Grundeinstellungen und sein selbstgesteuertes Verhalten zu verändern. Dieses Potential kann erschlossen werden, wenn es gelingt, ein klar definierbares Klima förderlicher psychologischer Einstellungen herzustellen“ (Rogers 1997, 66).

Carl R. Rogers (1902-1987) war der Begründer der Personzentrierten Psychotherapie und Beratung. Er wurde 1902 in Oak Park, in den USA, geboren. Er war das vierte von sechs Kindern und wuchs in einem strengen, religiösen Elternhaus auf.

Aufgrund der Erfahrungen in seiner Kindheit (dem Leben auf einer Farm) begann er ein Studium im Fachbereich der Agrarwissenschaft (Groddeck 2002).

Die religiöse Erziehung, aber vor allem die Erfahrungen in einer religiösen Studentengruppe, ließen ihn zum Fach Theologie wechseln. Er besuchte 1924 das Union Theological Seminary, um sich auf die spätere Kirchenarbeit vorzubereiten.

Während des dortigen Studiums merkte er, dass ihn die theologischen Fragen durchaus interessierten, er aber nicht in diesem Bereich arbeiten wollte. Ihm war es wichtig, einen Bereich zu finden, der ihm die Freiheit der Gedanken beließ. Dies war der Grund, weshalb Rogers am Teacher's College der Columbia Universität begann, Psychologie zu studieren, und mit dem Doktorgrad abschloss.

Am Ende seines Studiums bekam er eine Stelle in Rochester, New York, in der entwicklungspsychologischen Abteilung der „Gesellschaft zur Verhinderung von Grausamkeiten an Kindern". Es war seine Aufgabe, Beratungsgespräche mit Eltern zu führen. In diesem praktischen psychologischen Dienst ging er vollkommen auf und gewann neue Einsichten über das Wesen therapeutischer Gespräche, die schließlich den Grundstein für den klientenzentrierten Ansatz legten (Groddeck 2002, 33ff.).

1940 nahm Rogers eine Professur an der Ohio State Universität an. Während dieser Lehrtätigkeit wurde ihm klar, dass er einen ausgeprägten eigenen Standpunkt über das Führen therapeutischer Gespräche entwickelt hatte.

Später übernahm Rogers Professuren an den Universitäten von Chicago und Wisconsin. Ab 1963 arbeitete er in La Jolla, Kalifornien, am „Center for Studies Of the Person".

Die letzten zehn Jahre widmete er sich hauptsächlich der Friedensarbeit. Ganz kurz vor seinem Tod wurde Rogers für den Friedensnobelpreis vorgeschlagen. Carl R. Rogers starb 1987 in New York (Groddek 2002).

Der Fokus von Carl R. Rogers' Arbeit lag auf der Beratung und Therapie von Einzelpersonen. Bei dem von Rogers entwickelten Konzept der klientenzentrierten Psychotherapie steht nicht das technische Wissen und Können des Therapeuten im Vordergrund, sondern die therapeutische Beziehung zwischen Therapeut und Klient. Wie diese beschaffen sein muss, hat Rogers zuerst 1957 (Deutsch: Rogers 1998a) in einem Aufsatz beschrieben und dazu sechs Bedingungen definiert, die als „notwendig und hinreichend" für konstruktive Persönlichkeitsveränderung im Rahmen von Psychotherapie gekennzeichnet sind.

1. Zwei Menschen – ein Therapeut und ein Klient – befinden sich in einem psychologischen Kontakt.
   Sie beginnen, eine Beziehung zueinander aufzubauen, nehmen sich gegenseitig wahr, reagieren aufeinander und sind zumindest ansatzweise in der Lage, ein Gespräch zu führen.

2. Der Klient befindet sich in einem Zustand von Inkongruenz.
   Der Klient fühlt sich ängstlich, unsicher, uneins mit sich selbst. Er spürt, dass es etwas gibt, was nicht stimmig ist mit ihm, oder in ihm. Diese Gefühle erzeugen einen gewissen Leidensdruck beim Klienten.

3. Der Therapeut hingegen ist kongruent.
   Der Therapeut ist im Kontakt zum Klienten mit sich selbst eins und integriert. Er kann in dieser Beziehung echt und er selbst sein. Sein Erleben stimmt mit seinem erwarteten Selbstbild überein. Der Therapeut kann sein ganzes Erleben in der Beziehung zum Klienten bewusst werden lassen. Dies bedeutet nicht, dass er dieses dem Klienten dauernd mitteilt, aber das bewusste Erleben muss da sein.

4. Der Therapeut erlebt sich als dem Klienten unbedingt zugewandt.
   Der Therapeut kann den Klienten wertschätzen und akzeptieren und diese Wertschätzung ist nicht an bestimmte Bedingungen (z.B. Verhaltensweisen) gebunden, die der Klient erfüllen muss.

5. Der Therapeut kann sich durch ein einfühlendes Verstehen in den inneren Bezugsrahmen des Klienten einfühlen.
   Der Therapeut fühlt sich in den Klienten und sein Erleben, und wie der Klient sich und sein Erleben bewertet, ein. Er teilt dem Klienten seine Erfahrungen der Empathie mit, also was er als Therapeut vom inneren Erleben des Klienten verstanden hat.

6. Beim Klienten muss zumindest in Ansätzen die Mitteilung des Therapeuten von dem, was dieser verstanden hat und bedingungslos annehmen kann, ankommen (Rogers 1998a, 165ff.).

In den weiteren Jahren der Entwicklung der therapeutischen Beziehung kristallisierten sich die o.g. Bedingungen drei, vier und fünf als die Kernbedingungen des therapeutischen Beziehungsangebotes heraus und wurden von Rogers explizit beschrieben.

Arbeitete Rogers im Mehrpersonensetting, dann handelte es sich meist um Gruppen und nicht um Familiensysteme.

Dennoch hatte Carl R. Rogers in der Arbeit mit einzelnen Personen eines Familiensystems, sei es in der Arbeit im klinischen Kontext mit schwer belasteten Kindern oder in der Einzelberatung von Elternteilen, immer das ganze Familiensystem im Blick (Rogers 1998b; 2016).

So ging es nie nur um den vor ihm sitzenden Klienten, sondern immer auch darum, was das Thema, z. B. Probleme der Mutter in der Beziehung zu ihrem Kind, für das Kind bedeuten könnte. Rogers sah somit das Individuum immer in seinem sozialen Umfeld und nie davon losgelöst.

Was Rogers letzten Endes davon abgehalten hat, auch mit ganzen Familiensystemen zu arbeiten, wird in seinen Schriften nicht deutlich und kann nur vermutet werden.

In seinem Buch „Theorie der Psychotherapie“ (Rogers 2016) beschreibt er die theoretischen Implikationen des Familienlebens: Hier geht er auf die bedingungslose Wertschätzung ein. Je mehr die Eltern ihrem Kind bedingungslos wertschätzend gegenübertreten, desto weniger ausgeprägt sind die „Bewertungsbedingungen“ des Kindes.

Bewertungsbedingungen meint hier, dass ein Kind die an Bedingungen geknüpfte Wertschätzung einer Bezugsperson in sein Selbstkonzept übernimmt und im Weiteren seine Erfahrungen (auch) nach den übernommenen Bewertungsbedingungen und nicht ausschließlich nach der Förderlichkeit für seinen Organismus bewerten wird (Rogers 2016, 42f.).

Es ist aufgrund dieser Erfahrung und der sich dadurch entwickelnden Fähigkeiten mehr dazu in der Lage, nach seinem Organismischen Wertungssystem zu leben.

DEFINITION

Nach Rogers bildet sich durch eine Vielzahl eigener positiver und negativer Erfahrungen in der Kindheit ein System von Wertvorstellungen, mit welchem wir äußere Einflüsse und Situationen bewerten. Er nennt dieses System das **Organismische Wertungssystem**. Dieses Organismische Wertungssystem wird aber nicht nur von eigenen Erfahrungen genährt, sondern auch von äußeren Erfahrungen. Das Organismische Wertungssystem stellt für die

Person eine Steuerungsinstanz dar, die ihr Rückmeldung darüber gibt, wie die Erfahrungen zur Erhöhung und Entfaltung des Organismus zu bewerten sind. Der Grad der psychischen Ausgeglichenheit wächst (Zieberts 2012, 30).

Ein Elternteil kann diese bedingungslose Wertschätzung nur in dem Umfang geben, wie er sich selbst gegenüber bedingungslos wertschätzend sein kann. Abhängig vom Ausmaß der bedingungslosen Selbstachtung eines Elternteils ist auch das Maß, wie kongruent er in der Beziehung zu anderen (also auch zu seinem Kind und Partner) sein kann. Dies beinhaltet auch die Echtheit und Kongruenz im Ausdruck der eigenen Gefühle.

Sind diese Gegebenheiten gewährleistet, ist es dem Elternteil möglich, den inneren Bezugsrahmen empathisch und realistisch zu verstehen, was eine bedingungslose Wertschätzung für das Kind erlaubt (Rogers 2016).

Rogers verweist hier zum besseren Verständnis auf den „Prozess des Zusammenbruchs und der Desorganisation", der die Verhaltensweisen eines Individuums mit einem hohen Maß an Inkongruenz erklärt (Rogers 2016, 64), wenn also die gerade eben beschriebenen Gegebenheiten nicht zutreffen.

In „Der neue Mensch" (1997) beschäftigt sich Rogers mit dem Thema Erziehung. Hier geht er jedoch auf die anstehenden Herausforderungen des Bildungssystems und nicht auf die Kindererziehung durch die Eltern ein.

Die klientenzentrierte Haltung von Rogers wurde von Lehrern und Therapeuten noch in der Mitte des 20. Jahrhunderts als eher bedrohlich angesehen, da sie in der überwiegend konservativen und hierarchisch orientierten Zeit die politische Macht eingeschränkt und Lehrer oder Therapeuten aufgrund dieser Haltung ihrer Macht über andere Menschen beraubt hätte (Rogers 1997, 137ff.).

Interessant ist, diese Folgerung bezogen auf Eltern und ihre Haltung gegenüber den Kindern, weg von der Autorität, hin zu einer Personzentrierung weiterzudenken. Dieses Erziehungsthema war aber, wie schon genannt, nicht der Fokus von Rogers, es ging hier ausschließlich um das Bildungssystem Schule.

In seinem Buch „Die Kraft des Guten" schreibt Rogers über die „alte" Familie und wie eine „neue" Familie gestaltet werden könnte (Rogers 1978, 42). Rogers entwickelte folgendes Bild eines personzentrierten Familienlebens:

Mit der „Politik der Familienbeziehungen und der Ehe oder Partnerbeziehungen" meinte er, dass jedes Individuum versucht, sein Leben im personzentrierten Sinne zu leben (Rogers 1978, 42).

Rogers hat sich aufgrund der Reaktionen auf seinen Ansatz sehr mit dem Thema Politik im Sinne von Machtausübung auseinandergesetzt. Das Ausmaß der Gegenwehr war für ihn schwer nachzuvollziehen, da es ihm nie um Macht ging.

„Es geht nicht darum, daß dieser Ansatz der Person Macht verleiht, er nimmt sie ihr niemals weg“ (Rogers 1978, 8), so seine Aussage. Diese Grundhaltung führte jedoch dazu, dass er den bestehenden Charakter der Psychotherapie, der Ehe, der Pädagogik von Grund auf änderte (Rogers 1978, 9), was zur damaligen Zeit revolutionär war. Diese Reaktionen veranlassten Rogers, sich bewusster damit auseinanderzusetzen, was der damals von ihm so genannte klientenzentrierte Ansatz für die Frage der Macht bedeutete. Sein Ziel war es, mit dem Ansatz eine größere Unabhängigkeit beim Klienten zu erreichen (Rogers 1978, 16). Wie das Kind in diesem Sinne verstanden werden kann, beschreibt er folgendermaßen:

> *„Das Kind wird als unverwechselbares, achtenswertes Individuum betrachtet, welches das Recht hat, sein Erleben auf seine persönliche Weise zu bewerten und dem umfassende, autonome Entscheidungsbefugnisse eingeräumt werden“ (Rogers 1978,42).*

Jeder Elternteil respektiert sich selbst und verfügt über Rechte, die durch das Kind nicht außer Kraft gesetzt werden können. Probleme in der Partnerschaft oder Ehe werden so offen behandelt, wie es beiden möglich ist. Ebenso hat jeder Partner auch die Freiheit, seinem eigenen Leben eine Richtung zu geben, eigene Entscheidungen zu treffen und seinen beruflichen oder anderen Interessen nachzugehen (Rogers 1997).

Es ist schon erstaunlich, wie weit diese Aussagen auch auf die heutige Zeit übertragen werden können und dem Zeitgeist der gegenwärtigen Generation entsprechen, bspw. in Bezug auf die Gleichstellung von Mann und Frau oder eine wertschätzende, positive Beziehung dem Kind gegenüber.

Rogers fokussiert die Gestaltung der Beziehung der Eltern dem Kind gegenüber. Hier verweist er auf Eltern, welche er kennt und die diese personzentrierte Vorgehensweise mit ihren Kindern praktizieren. Er spricht von einer neuen Art des Umgangs der Eltern mit ihrem Kind, bei welchem die kleinsten Anzeichen des Ausdrucks, wie bspw. Weinen oder Lachen, wahrgenommen und respektiert werden (Rogers 1997, 43). Dieses Einfühlen und Erkennen könnte sicherlich mit dem „Konzept der Feinfühligkeit“ weitergedacht werden (Grossmann 1977).

Er benennt die Entscheidungs- und Wahlfreiheit des Kindes, sofern es dazu schon in der Lage ist und die dadurch entstehenden möglichen Konsequenzen tragen kann. Entsprechend dem Maß seiner Entwicklung wird dem Kind und später dem Jugendlichen ein wachsendes Maß an Autonomie zugestanden.

Um zu verhindern, dass es sich um eine völlig kindbezogene Haltung handelt, betont Rogers, dass die Eltern ebenso Gefühle und Einstellungen haben, welche sie dem Kind gegenüber auf eine Art mitteilen, sodass diese vom Kind verstanden werden können.

Es wird deutlich, wie bedeutsam diese Form des Miteinanders für Rogers war und welche Chance er darin sah, wenn Kinder diese Erfahrung machen können. Sie lernen dadurch, sich ständig ihrer eigenen und der Gefühle ihrer Eltern bewusst zu sein, was zu „höchst sozialen Wesen" (Rogers 1978, 43) führt. Er umschreibt dies folgendermaßen:

> *„Sie sind anderen Menschen gegenüber aufgeschlossen, drücken ihre Gefühle offen aus, lehnen es ab, herablassend behandelt zu werden, und erweisen sich in ihren Unternehmungen als kreativ und unabhängig. Sie haben ein Gespür für die Gefühle, die ihnen andere entgegenbringen, und obwohl sie nicht vor Konfrontationen zurückscheuen, versuchen sie nur gelegentlich, einander bewusst weh zu tun" (Rogers 1978, 43).*

So gibt es im Leben der Eltern zwei Arten von Disziplin, nämlich die „Selbstdisziplin", die mit der „verantwortungsbewussten Autonomie" zu übersetzen ist, und die „flexiblen Grenzen", was die Disziplin meint, welche von den Gefühlen der Menschen in ihrem Umfeld gesetzt wird (Rogers 1978, 43). Natürlich gibt es auch Reibungen und Schwierigkeiten, welche miteinander besprochen und bearbeitet werden. Grundlegend befinden sich die Familienmitglieder jedoch in einem „kontinuierlichen Beziehungsprozeß", in welchem sie sich miteinander verändern, was zu Ergebnissen führt, die nicht vorhersehbar sind. Um dies zu erzielen, ist das Miteinander täglich von vielen Entscheidungen und Handlungen beeinflusst. So prägt Rogers den Begriff der „Politik des Beziehungsprozesses zwischen nicht austauschbaren Individuen" (Rogers 1978, 44).

BEISPIEL

Rogers nennt anhand eines Beispiels, was geschieht, wenn Partner diesen Prozess praktizieren. Er beschreibt eine Patchworkfamilie, in welcher von beiden Seiten Kinder aus erster Ehe mitgebracht werden. Die Mutter war in dem Sinne im Veränderungsprozess, indem sie in ihrer ersten Ehe ihre Kinder vorwiegend nach autoritären Grundsätzen erzog. Durch ihren neuen Ehemann, der eher einer personzentrierten Erziehung nachging, bemerkte sie, dass sie sich aufgrund dieser Erfahrungen veränderte. Es entstanden viele neue Beziehungen, die sich durch ein größeres oder auch geringeres Maß an Vertrauen und Kommunikation auszeichneten. Das Beobachten der aktuellen Gegebenheiten führte bei den Eltern dazu, Familienkonferenzen mit allen Familienmitgliedern abzuhalten. Jeder hatte in diesem Rahmen das Recht, seine Gefühle, Beschwerden, Zufriedenheiten etc. den anderen Familienmitgliedern gegenüber auszudrücken. Ziel der Familie war es, dass „die Intimität und das Teilen und

Ausdrücken von Gefühlen" zu einem festen Bestandteil im Umgang miteinander wurden (Rogers 1978, 48ff.).

Diese Beschreibung der Vorgehensweise in einer Familie gibt erste Ideen davon, wie für Rogers ein personzentriertes Zusammenleben in einer Familie vorstellbar und umsetzbar gewesen ist.

Ziel dieses Buches ist es, aus diesen von Rogers initiierten Grundlagen eine Theorie und Praxis der Personzentrierten Familientherapie und Beratung zu entwickeln.

In dem Buch „Entwicklung der Persönlichkeit" wird in der Beschreibung seiner Arbeit Rogers' „systemische" Sichtweise deutlich (Rogers 1998b, 56ff.). So berichtet er von Erfahrungen in der Arbeit mit einer Mutter, bei welcher der Fokus sowohl auf ihr selbst, als auch auf der Beziehung zwischen ihr und ihrem Kind lag. Er sprach von Erkenntnissen, welche hilfreich für die Mutter und für das Kind waren (Rogers 1998b, 27).

Im klinischen Kontext machte er die Erfahrung, dass es wenig hilfreich ist, Klienten eine bestimmte Sichtweise oder Lösung vorzugeben. Dies würde vielmehr dazu führen, dass die Beziehung an der Oberfläche bliebe (Rogers 1998b).

Es wird deutlich, dass es immer das Bemühen von Rogers gewesen ist, effektive Wege für Menschen in Not zu entdecken (Rogers 1998b, 46). So stellte er sich immer die Frage, wie sich Beziehungen herstellen lassen, die Menschen für ihre eigene Persönlichkeitsentfaltung nutzen können. Er betont hier, dass diese Erfahrungen und Erkenntnisse auf alle zwischenmenschlichen Beziehungen übertragbar sind (Rogers 1998b), somit auch auf die Arbeit mit Familien. Es wird deutlich, dass Rogers zwar überwiegend mit einzelnen Klienten gearbeitet hat, aber immer davon ausging, dass dies auch auf andere Personen / Personengruppen übertragen werden könne und zu ähnlichen Ergebnissen führe. So vertrat er die Auffassung, dass eine gewisse Art von Beziehung im Gegenüber dazu führen würde, sich selbst zu entdecken und zu entfalten. Entscheidend sei die von Wertschätzung, Empathie und Kongruenz geprägte Beziehung, die auf unterschiedliche Zielgruppen angewendet werden könne und wirksam sei (Rogers 1998b, 47).

Bezogen auf Familien geht er davon aus, dass ein Kind selbständiger, sozial angepasster und reifer wird, wenn die Eltern in der Lage sind, ein psychosoziales Klima herzustellen, welches beispielsweise die Basisvariablen Empathie, Akzeptanz und unbedingte Wertschätzung berücksichtigt (Rogers 1998b, 51).

Ganz im Interesse von Rogers ist es unser Anliegen, genau da anzusetzen, wo die Ausführungen von Rogers bezogen auf die Arbeit mit Familien endeten. Wie Rogers den Begriff prägte, dass die Erfahrung das wichtigste Gut sei, ist es unser Anliegen in diesem Buch, die Brücke zu schlagen hin zur personzentrierten Arbeit mit Familien.

3.2 Virginia Satir

Ulrike Hollick

„Das größte Geschenk,
das ich geben kann, ist, den anderen
zu sehen, zu hören,
zu verstehen und zu berühren.
Wenn das geschieht, entsteht Kontakt“ (Satir 2001, 9).

Virginia Satir (1916–1988), die aus einer kinderreichen Familie aus Wisconsin stammte, wirkte zunächst als Lehrerin und Sozialarbeiterin und schließlich in einer eigenen psychoanalytischen Praxis. Ab dem Jahr 1955 unterrichtete sie am Psychiatric Center in Chicago und war 1959 Mitbegründerin des Mental Research Instituts in Palo Alto. Zunehmend widmete sie sich ihrer Lehrtätigkeit und konzipierte einen familientherapeutischen Ansatz, den sie „Conjoint Family Therapy“ nannte.

Es war ihr immer ein Anliegen, Menschen miteinander zu vernetzen und zum Frieden in der Welt beizutragen. Dazu gründete sie 1977 das „Avanta“ Netzwerk, das bis heute unter dem Namen „The Virginia Satir Global Network“ aktiv ist und weiter an der Verbreitung und Fortentwicklung ihrer Ideen zu persönlichem Wachstum und gelingender zwischenmenschlicher Kommunikation arbeitet.

Bereits Ende der 1950er Jahre gründete Virginia Satir gemeinsam mit Abraham Maslow und Carl R. Rogers die American Association for Humanistic Psychology (AHP), die es sich bis heute zum Ziel macht, den humanistischen Ansatz und seine Werte der Gerechtigkeit, Achtsamkeit, Wertschätzung, des Respekts, der Unabhängigkeit und des Friedens als Grundlage des menschlichen Miteinanders zu vertreten.

Satir teilte Rogers Auffassung, dass es eine Lebenskraft gibt, die den Menschen antreibt. Jeder Mensch war für sie wertvoll und einzigartig, auch wenn dies z.T. tief verborgen sein kann. Ebenso wie Rogers beschreibt sie auch die

Notwendigkeit guter Bedingungen, um sich zu einem sozialen, gesunden und kreativen Menschen entwickeln zu können. Entwicklung, Wachstum und Veränderung waren für sie zentrale Merkmale des Lebens. Um diese zu entfalten, ist aus ihrer Sicht von folgenden Grundannahmen auszugehen:

1. Basis der Kongruenz ist die Stärkung des Selbstwertes.
2. Wachstum muss gefördert werden.
3. Der erste Schritt zur Veränderung ist das Bewusstwerden.
4. Voraussetzung für den Heilungs- und Entwicklungsprozess ist die Akzeptanz sowohl anderer als auch seiner selbst.
5. Veränderung ist immer möglich (Loeschen/Strehl 2008).

Der Selbstwert war für Satir ein zentraler Ansatzpunkt in ihrer Arbeit. Sie führte die meisten menschlichen Probleme auf ein niedriges Selbstwertgefühl zurück, d. h. auf negative Vorstellungen und Gefühle über sich selbst, die sich im Laufe des Lebens, v.a. durch negative Botschaften, die in der Herkunftsfamilie vermittelt wurden, entwickelt haben. Menschen mit einem niedrigen Selbstwertgefühl bringen sich selbst wenig Achtung entgegen und gehen davon aus, dass dies in ihren Beziehungen ebenso geschieht. Dies spiegelt sich auch in ihrer Kommunikation wider, in der sie Muster entwickeln, um sich selbst vor diesen Bewertungen zu schützen.

Aus ihrer Arbeit mit Familien entwickelte Satir ein Kommunikations-Modell, in dem sie vier verschiedene inkongruente Kommunikationsarten und die damit einhergehenden Gefühle und Bedeutungszuschreibungen unterschied, mit der sich Menschen zu schützen versuchen:

1. Beschwichtigen,
2. Anklagen,
3. Rationalisieren,
4. Ablenken.

Jede dieser Formen zu kommunizieren zeigt sich neben dem Inhalt in der Art der Wortwahl, der Körperhaltung und ist auch durch nichtsprachliche Signale wie Stimmlage und Sprechtempo charakterisiert. Gleich welche Art der Kommunikation gegeben ist, bezieht diese sich immer auf

- die Person, die kommuniziert, das Selbst,
- den Empfänger der Nachricht, den anderen und
- den Kontext.

Dabei ist es nach Satir erstrebenswert, dass alle drei genannten Teile bewusst erlebt und zum Ausdruck gebracht werden können und sich im Gleichgewicht befinden.

Die Art der Kommunikation hat einen wesentlichen Anteil an der Gestaltung der Beziehung und häufig unbewusste negative Auswirkungen. Deshalb war es Satir ein wichtiges Anliegen, dort anzusetzen, um negative Kommunikationsmuster zu verändern und das Selbstwertgefühl der einzelnen Familienmitglieder zu erhöhen, um so zu gelingenderen Beziehungen beizutragen.

Verfügt eine Person nämlich über ein hohes Selbstwertgefühl, so ist sie in der Lage, kongruent zu sein, was sich auch in ihrer Form der Kommunikation widerspiegelt. Sie ist dann in der Lage, sich adäquat zu verhalten, den Kontext sowie Unterschiede zwischen Personen zu respektieren und sich selbst und andere zu akzeptieren, vertrauensvoll und zuversichtlich zu sein und bereit, sich selbst zu verändern. Kongruenz ist auch die Voraussetzung dafür, enge Bindungen eingehen zu können, Ressourcen zu nutzen, Bedürfnisse zeigen zu können und sich weiterzuentwickeln. Um kongruent kommunizieren zu können, ist es nach Satir notwendig,

- ein Bewusstsein über sich, den anderen und den Kontext zu entwickeln,
- dem Gegenüber seine ungeteilte Aufmerksamkeit zu schenken,
- sich der eigenen Körpersprache gewahr zu sein und
- sich der eigenen Familienregeln und Abwehrmechanismen bewusst zu sein.

Satir war daher in ihren Therapien darum bemüht, eine Einsicht zu vermitteln, dass Kommunikationsprozesse Interpretationen unterliegen und dadurch leicht Missverständnisse entstehen können. Um diese zu vermeiden, war es ihr wichtig, zu einer gelingenden, kongruenten Kommunikation beizutragen. Der therapeutische Prozess gliedert sich für sie in sechs Abschnitte:

1. Kontaktaufnahme,
2. Wertschätzung,
3. Bewusstsein erzeugen,
4. Akzeptanz herstellen,
5. Veränderung herbeiführen,
6. Veränderung verankern.

Dazu setzte sie unterschiedliche Techniken ein wie Meditationen, das Stimmungsbarometer, Arbeit mit Triaden, Skulpturenarbeit und die „Parts Party", ein Rollenspiel mit Persönlichkeitsanteilen. Satirs Ziel war es, Menschen darin zu unterstützen, „Fünf Freiheiten" in ihrem Leben zu verwirklichen:

- Die Freiheit zu sehen und zu hören, was im Moment wirklich da ist – anstatt das, was sein sollte, gewesen ist oder erst sein wird.
- Die Freiheit, das auszusprechen, was ich wirklich fühle und denke – und nicht das, was von mir erwartet wird.
- Die Freiheit, zu meinen Gefühlen zu stehen – und nicht etwas anderes vorzutäuschen.
- Die Freiheit, um das zu bitten, was ich brauche – anstatt immer erst auf Erlaubnis zu warten.
- Die Freiheit, in eigener Verantwortung Risiken einzugehen – anstatt immer nur auf „Nummer sicher zu gehen" und nichts Neues zu wagen (Loeschen 2008, 44).

Grundlage war für sie das Vertrauen darauf, dass Veränderung immer möglich ist.

3.3 Stefan Schmidtchen

Torsten Ziebertz

Stefan Schmidtchen entwickelte in Deutschland die Klientenzentrierte Spiel- und Familientherapie. Diese ist als eine Kombination aus Spieltherapie mit dem Kind und Familientherapie mit der ganzen Familie zu verstehen. Während in den Anfängen der Kindertherapie die Eltern bzw. andere Familienangehörige sehr vernachlässigt wurden (Axline 1972; 11. Aufl. 2016),

> *„[...] muss man nach den revolutionären Sichtweisen der Familientherapie und Familiensystemtheorie davon ausgehen, dass ein Kind immer als ein Teil eines Familienganzen zu sehen ist und dass eine psychische Störung eines Kindes immer ein Widerhall einer psychischen Störung des interaktionellen Familiengeschehens ist. Insofern muss eine Kindertherapie immer mit einer Familientherapie einhergehen. Im Sonderfall ist es sogar denkbar, dass allein eine Familientherapie (ohne eine begleitende Kindertherapie) zum Abbau der psychischen Problematik des Kindes führen kann" (Schmidtchen 1996, 1).*

In diesem Zitat wird deutlich, dass sich Schmidtchen von einer individuumszentrierten bzw. kindzentrierten Sichtweise entfernt hat, zugunsten einer (auch) familienzentrierten Sichtweise. Eine Indikation für eine kombinierte Kinder- und Familientherapie besteht, wenn die Störungen des Kindes auf gestörte Wachstums- oder Problembewältigungsprozesse des Kindes wie auch auf gestörte Interaktionen im Familiensystem zurückgehen (Schmidtchen 1996, 69).

Schmidtchen beschäftigt sich in seinen Schriften nur ansatzweise mit einer theoretischen Konzeption der Familie (Schmidtchen 1996; 2001), sein Arbeitsschwerpunkt liegt auf der praktischen Ebene der therapeutischen Interventionen.

In seinem Ansatz einer Konzeption der Familie entfernt sich Schmidtchen relativ weit von Rogers und bezieht sich eher auf systemische Konzepte wie die Familiensystemtheorie (Schneewind 2010), Familienentwicklungspsychologie (Petzold 1992) und das ökologische Systemkonzept (Bronfenbrenner 1978). Somit ist auch Schmidtchens Definition dessen, was unter einem Familiensystem zu verstehen ist, systemisch geprägt:

> *„Die Familie in Form der jeweiligen Herkunftsfamilie und der aktuellen Kernfamilie stellt eine der wichtigsten, frühesten und zeitlich dauerhaftesten Bezugsgruppen dar. Dabei wird das einzelne Familienmitglied als ein Subsystem eines umfassenden sozialen Systems mit einer erkennbaren Struktur von Verhaltensregeln angesehen. Zur Vereinfachung und zum Erhalt der Funktion des Familiensystems bilden sich sinnvoll aufeinander bezogene Wahrnehmungs- und Verhaltensregeln als Interaktionsregeln aus. Sie schränken einerseits das einzelne Familienmitglied ein, werden aber andererseits auch wiederum selbst von jedem einzelnen Familienmitglied mitgeprägt" (Schmidtchen 1996, 29f.).*

Im Folgenden werde ich einige Besonderheiten des Therapeutenverhaltens in der klientenzentrierten Familientherapie nach Schmidtchen aufführen.

Arbeit mit den individuellen und gemeinsamen Familienkonzepten. Wie auch in dem „Familiären Rückkopplungmodell" (Kap. 4.2) geht Schmidtchen davon aus, dass die einzelnen Familienmitglieder ihre individuellen Familienkonzepte haben, die sich in ihrer Schnittmenge zu einem gemeinsamen Familienkonzept vereinen. Dort finden sich die gemeinsamen Sichtweisen der Familienrealität, was die Identität der Familie ausmacht.

Offenlegung und Klärung von familiären Inkongruenzen und Konflikten. Wenn sich die einzelnen Familienkonzepte der Familienmitglieder gar nicht oder nur kaum überlappen, spricht Schmidtchen, in Analogie zum personzentrierten Inkongruenzmodell, von familiären Inkongruenzen bzw. Konflikten.

Hierzu kann sich der Therapeut prozessleitender Hilfen zur Inkongruenzbewältigung bedienen, wie z. B. Fokussierungen der Inkongruenztendenzen, Fragen zu den individuellen Sichtweisen über mögliche Ursachen, klärungssteigernde Reflektionshilfen oder Angebote von Fantasiespielen (Schmidtchen 2001, 178).

Direktive Grenzsetzung bei Unterdrückung. Der Therapeut sollte direktiv in das Geschehen eingreifen, wenn einzelne Familienmitglieder (besonders Kinder) von anderen bedroht oder unterdrückt werden. Hier sollten deutliche Grenzen gesetzt werden, um ein heilungsförderndes Klima zu schaffen, in welchem alle Familienmitglieder gleichberechtigt sind (Schmidtchen 2001, 177).

Förderung von selbstinitiierten familiären Erfahrungsprozessen. In Anlehnung an die moderne Systemtheorie (Kap.4.4.4) geht auch Schmidtchen davon aus, dass nur die Familie selbst weiß, welche Veränderungsbereiche und – ziele für sie relevant und notwendig sind. Der Therapeut hat die Aufgabe, die Familie, wenn sie diese Bereiche für sich gefunden und definiert hat, bei der Erreichung dieser Ziele zu unterstützen (Schmidtchen 2001, 178).

3.4 Ned Gaylin

Maria Lieb

Im englischsprachigen Raum ist der US-Amerikaner Ned Gaylin für den Bereich der personzentrierten Familientherapie zu nennen.

Gaylin entschied sich nach längerer Auseinandersetzung für den Begriff „Personzentrierte Familientherapie“. Sein Anliegen war es, sich von der systemischen Denkweise abzugrenzen, indem er die Familie nicht als Gesamtheit, sondern jedes Familienmitglied individuell betrachtete (Gaylin 2002; 2008; 2009).

Nach Gaylins Auffassung ist es sehr natürlich und passend, die Familientherapie in das personzentrierte Konzept von Rogers einzubeziehen. Geist und Methode des Ansatzes ändern sich seiner Auffassung nach in der Arbeit mit Familien kaum (Gaylin 2002, 319f.), was im folgenden Zitat zum Ausdruck kommt:

> *„Die Anwendung der Familientherapie im Rahmen des Personzentrierten Ansatzes ist sowohl natürlich als auch angemessen. Ihre Ideologie und ihre Methoden decken sich völlig mit jenen des Personzentrierten Ansatzes in der Arbeit mit Einzelpersonen. Im Gegensatz zu ihren systemorientierten Kollegen arbeiten personzentrierte Familientherapeuten mit jedem Einzelnen im Rahmen seiner intimsten Lebenssphäre – der Familie.*
>
> *Am meisten wendet sich der personzentrierte Familientherapeut jedoch dem Erleben der Familienmitglieder als Einzelpersonen zu, denn daraus entsteht ihr gemeinsames Bild als Familie" (Gaylin 2002, 320).*

Gleichwohl wendet sich Gaylin auch den Interaktionsmustern zwischen den Familienmitgliedern zu:

> *„Der Familientherapeut wechselt ständig zwischen der interpersonellen und der intrapersonellen Dynamik, die sich innerhalb der familientherapeutischen Sitzung abspielt, hin und her" (Gaylin 2002, 327).*

Seinen Schwerpunkt legte Gaylin auf die Ebene der Methoden und Interventionen, also auf die Frage, wie in personzentrierter Weise mit Familien beraterisch bzw. therapeutisch gearbeitet werden kann. Aber auch im theoretischen Bereich entwickelte Gaylin Ansätze, die Familie personzentriert zu beschreiben. Dabei hält er sich eng an das von Rogers entwickelte Persönlichkeits- und Therapiekonzept, welches er um zwei wesentliche Grundannahmen erweitert, nämlich die Familienaktualisierungstendenz und die interpersonelle Inkongruenz (Eckert 2006, 430).

Die lange Lebenszeit des Individuums innerhalb der Familie, welche er „Abhängigkeitsphase" nennt, ist als ein Teil der Selbstaktualisierungstendenz zu verstehen. Er weist auf die Theorie von Rogers hin, welche sich auf Kurt Goldstein bezieht (1934 in Gaylin 2002, 320f.), dass jeder Organismus ein „biologisches Schicksal" zu erfüllen hat, nämlich das ihm innewohnende Potential zu verwirklichen. Somit ist das Ablösen aus seiner Ursprungsfamilie und das Gründen einer eigenen Familie als ein Teil des zu erfüllenden biologischen Schicksals anzusehen (Gaylin 2002, 320ff.). Gaylin betont die Wichtigkeit, dass der Familientherapeut die Zusammenhänge zwischen den Bedürfnissen jedes einzelnen Familienmitglieds und den gemachten Erfahrungen innerhalb der Familie erkennt.

Rogers formulierte sechs Bedingungen, welche gegeben sein müssen, damit ein therapeutischer Prozess überhaupt entstehen kann (Kap. 3.1, Rogers 2016, 46ff.). Gaylin macht an den von Rogers formulierten Bedingungen für die Entwicklung des Therapieprozesses deutlich, wie diese in der Arbeit mit einem ganzen Familiensystem realisiert werden können (Gaylin 2002, 323ff.).

Die erste Bedingung, dass zwei Menschen miteinander im Kontakt sind (Rogers 2016, 46), bedeutet im Kontext Familie, dass der Therapeut zu jedem einzelnen Familienmitglied Kontakt herstellt und sich auf das Familiensystem einlässt. Darüber hinaus geht es in der Arbeit mit Familien zudem um das Verstehen vorhandener Familienkulturen, Bräuche und Werte (Gaylin 2002, 323). So ist es erst einmal die Aufgabe des Therapeuten, eine vertrauensvolle Atmosphäre in der Familie herzustellen , um so Stück für Stück die komplexen Muster und Strukturen zu verstehen und durch das Annehmen Öffnung zu erzielen.

Die zweite Bedingung, dass sich der Klient in einem Zustand der Inkongruenz befindet (Rogers 2016, 46), ist bezogen auf das Familiensystem viel komplexer. So gibt es neben der Inkongruenz zwischen Selbstbild und Selbsterleben in der Umwelt (= intrapersonelle Inkongruenz) auch Inkongruenzen, welche durch das Aufeinandertreffen von unterschiedlichen Selbstkonzepten der Familienmitglieder entstehen (= interpersonelle Inkongruenzen) (Gaylin 2002, 323; Kap. 4.3.3). Oft komme es nach Auffassung Gaylins vor, dass eine Familie Hilfe aufsucht, da ein Familienmitglied inkongruentes, behandlungsbedürftiges Verhalten zeigt. So kann es sein, dass die vorhandenen interpersonellen Inkongruenzen eines Familienmitgliedes die interpersonellen Inkongruenzen aller Familienmitglieder erhöhen und zudem die intrapersonellen Inkongruenzen jedes Einzelnen aktiviert werden können. Aufgabe des Therapeuten ist es hier, zwischen interpersonellen und intrapersonellen Inkongruenzen zu unterscheiden (Gaylin 2002, 325).

Die dritte Bedingung ist es, dass der Therapeut dem Klienten gegenüber kongruentes Verhalten zeigt (Rogers 2016, 46). Gaylin betont, wie wichtig es sei, dass der Therapeut während der Sitzung frei von inneren Kämpfen sein muss, um so die volle Aufmerksamkeit auf den Klienten richten zu können (Gaylin 2002, 325).

Die vierte und die fünfte Bedingung sind, dass der Therapeut bedingungslose Wertschätzung gegenüber dem Klienten zeigt und empathisch den inneren Bezugsrahmen des Klienten erkundet (Rogers 2016, 46f.). Übertragen auf die Personzentrierte Familientherapie bedeutet dies, allen Familienmitgliedern gegenüber gleichwertig emphatisch zu sein (Gaylin 2002, 325). In der Arbeit mit mehreren Personen spricht man von „Allparteilichkeit“ (von Schlippe/Schweitzer 2016, 205), was bedeutet, dass der Therapeut bemüht ist, sofern dies möglich ist (Alter, Motivation etc.), alle Mitglieder gleichermaßen in den Therapieprozess einzubeziehen. Gaylin weist darauf hin, dass dies sogar dann gilt, wenn die Familienmitglieder bspw. die Empathie füreinander verloren haben. So kann der Therapeut als Vermittler oder als Modell für emphatisches Verständnis dienen (Gaylin 2002, 325).

Die sechste und somit letzte Bedingung ist es, dass der Klient, also in diesem Zusammenhang die Familie, zumindest im geringsten Maße die zwei vorherigen Bedingungen beim Berater wahrnehmen kann (Rogers 2016, 47). Dies ist in der Arbeit mit der ganzen Familie sicherlich nicht immer möglich. Zeigt der Therapeut jedoch ein gleichmäßiges Interesse und wendet sich allen Familienmitgliedern gleichermaßen zu, kann er davon ausgehen, dass diese Bedingung ausnahmslos wahrgenommen wird, was zur Konsequenz hat, dass er von allen Mitgliedern als Helfer angenommen wird (Rogers 2016, 325f.).

In einem weiteren Abschnitt macht Gaylin die Unterschiede zwischen Familientherapie und Einzeltherapie deutlich, aufgrund dieser Beobachtungen entwickelte er folgende drei Methoden:

Mit der sogenannten „Interspace Reflection"-Methode macht Gaylin darauf aufmerksam, wie wichtig es ist, neben dem Sich-Einfühlen in jedes einzelne Familienmitglied, ebenso den Dialog untereinander transparent zu machen.

Da der innere Dialog im Vergleich zur Einzeltherapie im Außen stattfindet, handelt es sich im Kontext der Familientherapie um einen interpersonellen Austausch der Familienmitglieder untereinander. Der Therapeut wechselt sozusagen ständig zwischen den gezeigten interpersonellen und intrapersonellen Dynamiken hin und her, welche sich im Verlauf einer Sitzung abspielen. So können bspw. zuerst Gefühle jedes Einzelnen benannt werden, um dann darauf aufbauend das Dazwischen zu reflektieren (Gaylin 2002, 327f.).

Von „Ghosting" spricht Gaylin, wenn er stellvertretend mögliche Gefühle derer nennt, welche in der Therapiesitzung nicht anwesend sind. Diese Wertschätzung hat zur Folge, dass die Familienmitglieder dahingehend Vertrauen gegenüber dem Familientherapeuten entwickeln, dass dieser auch bei eigener Abwesenheit auf die jeweilige Person achtet (Gaylin 2002, 328f.).

Von „Intergenerational Echoing" spricht Gaylin, wenn ein Elternteil sich an Erlebnisse und Gefühle aus seiner eigenen Kindheit erinnert. Ein solches Wiedererkennen ähnlicher Erfahrungen des Elternteils mit seinen eigenen Eltern führt oft zu schneller Verhaltensveränderung und einem Wendepunkt in der Therapie (Gaylin 2002, 329).

3.5 Charles O'Leary

Andreas Renger

„Die verschiedenen Psychotherapieformen verdanken einen großen Teil ihrer Wirkung eher den Eigenschaften, die ihnen allen gemeinsam sind, und weniger jenen, die sie unterscheiden" (Jerome Frank 1985, 466f.).

Charles O'Leary, Jahrgang 1945, arbeitete längere Zeit mit Carl R. Rogers am „Center for Studies of the Person" in La Jolla zusammen. Innerhalb seiner Arbeit nehmen die Beratung von Familien und die Arbeit mit Paaren einen gleichermaßen großen Raum ein. Er verwendet für seine Arbeit den Begriff „Relational Therapy" und betont damit viel stärker den Beziehungsaspekt seines Ansatzes, als es in den Begriffen von „Paartherapie" oder „Familientherapie" zum Ausdruck kommt. Letztere beschreiben eher die Zielgruppe, auf die eine bestimmte Therapieform angewendet werden soll, nicht so sehr den intendierten Prozess. Charles O'Leary macht mit seinem Begriff deutlich, dass nicht so sehr die Konflikte in der Familie oder die Symptome im Zentrum des Interesses seiner Arbeit stehen als vielmehr die Entwicklung der Beziehung zwischen den Familienmitgliedern bzw. zwischen Partnern. Er erweitert gewissermaßen den „Personzentrierten Ansatz" zu einem „Beziehungszentrierten Ansatz" und bleibt damit einem Vorgehen verbunden, das das Erleben intrapersonal wie interpersonal zum Motor von Veränderung werden lässt. Daher erscheint die Auseinandersetzung mit Charles O'Leary vor allem unter den Aspekten der therapeutischen Beziehung und der therapeutischen Rolle lohnenswert (Kap. 5.5).

Sein Ansatz lehnt sich stark an die theoretischen Grundsätze von Carl R. Rogers an und scheint zunächst wenig an konzeptionellen Erweiterungen zu dessen theoretischem Ansatz zu bieten. Andernorts ist er allerdings wieder sehr eklektisch, etwa dann, wenn er die „Common Factors" (vgl. Kap. 3.5.2) erfolgreicher (systemischer) Berater und Therapeuten aufgreift und diese zu einer zentralen Einflussgröße seiner Arbeit macht.

3.5.1 Die sechs Grundbedingungen

Immer wieder greift O'Leary (z. B. 2014) die von Rogers (1998a) formulierten sechs Bedingungen für therapeutische Veränderung in ihrer spezifischen Bedeutung für Beziehungstherapien auf (vgl. Kap. 3.1). O'Leary betont, dass diese Grundbedingungen in einer Beziehungstherapie sehr viel deutlicher vermittelt werden müssen als in einer dyadischen Therapiesituation, in der bestimmte Haltungen auch nonverbal vermittelt werden können. Zum Verständnis: Die sechs Grundbedingungen, wie Rogers sie eher mit Blick auf dyadische Beratungssituationen entwickelt hat, sind bei Höger (2012) zu finden. In seiner letzten Überarbeitung (O'Leary 2015a) seiner 2012 veröffentlichten Gedanken zu Rogers „Core Conditions" (O'Leary 2012) präzisiert O'Leary deren Bedeutung für die Beziehungstherapie und -beratung:

1. Der Berater ist in psychologischem Kontakt mit jedem Klienten.
Die Therapie bezieht jeden Beteiligten mit ein. Manche Klienten sind still und zufrieden damit, nicht involviert zu sein. Der Berater oder Therapeut hilft jeder einzelnen Person, einen Weg zu finden, ein Teil der Beratung zu sein, ohne den Klienten dazu zu zwingen, zu sagen, warum er nicht aktiv an der Beratung teilnimmt.

Der Berater erklärt aber auch stärker als im Einzelkontakt die Regeln, nach denen er vorgeht, dass er eventuell einen Teilnehmer unterbrechen kann, aber dass auch jeder das Recht hat, seine Fragen nicht zu beantworten. Die Implementierung von Regeln für den Beratungsprozess sind für O'Leary gerade unter dem Aspekt des „Im-Kontakt-Seins" von hoher Bedeutung. Dies impliziert auch eine stärkere verbale Einbringung des Beraters als im Einzelsetting.

> *„Gerade für männliche Klienten ist das Schweigen des Therapeuten nicht Gold sondern ein Zeichen von Verwirrung, Distanziertheit oder Inkompetenz" (O'Leary 2012 – Übers. d. Verf.).*

2. Die Klienten befinden sich in einem Zustand von Inkongruenz, sind verletzbar und verängstigt.
Der Verlust von Kongruenz ist gleichermaßen Ursache wie Folge von zunehmender Angst und Frustration. Die Familienmitglieder nehmen sich nicht mehr als kompetente Partner, Kinder, Geschwister wahr, die sie einmal waren. Inkongruenz bedeutet Entfremdung, es bedeutet, Situationen zu begegnen, die unlösbar erscheinen (O'Leary 2012). (Zur Wirkung von Inkongruenzerleben innerhalb der Familie vgl. Kap. 4.3.3.).

3. Der Therapeut ist in der therapeutischen Beziehung kongruent.
Die Kongruenz des Therapeuten steht in unmittelbarem Zusammenhang mit seiner Allparteilichkeit. Zugleich bedeutet Kongruenz des Beraters oder Therapeuten nicht, niemals die Balance verlieren zu dürfen, sondern die Verantwortung für die eigenen Vorurteile und Ressentiments wahrzunehmen.

DEFINITION

Zur Kongruenz des Therapeuten gehört der Begriff der **Nicht-Defensivität**. Er bedeutet, dass der Therapeut sich vom Verhalten der Familienmitglieder nicht bedroht fühlt, sich nicht rechtfertigen und verteidigen muss und Verantwortung für seine eigenen Tönungen und Haltungen übernimmt. Nur dann kann der Therapeut die Familie in der Gesamtheit ihrer verbalen und nonverbalen Reaktionen wahrnehmen und empathisch und wertschätzend kommentieren.

4. Der Therapeut erfährt bedingungslose positive Beachtung gegenüber seinen Klienten.

Paare oder Eltern, die sich mit ihren Partnern oder mit ihren Kindern in einem Konflikt befinden, sind oft der Auffassung, dass sie ihrem Partner oder ihrem Kind nichts zugestehen können, ohne an Macht zu verlieren. Auch wenn sie zu Beginn die Erwartung haben sollten, in ihrem Berater einen Richter vorzufinden, der das Verhalten eines anderen Mitgliedes verurteilt, so erleben sie bald die Abnahme von Angst und Entwertung, wenn sie entdecken können, dass durch den Berater keine Verurteilung in irgendeine Richtung erfolgt. In einer erfolgreichen Familien- oder Paarberatung hat jedes Familienmitglied das sichere Gefühl, der Berater kann seine Position gut verstehen. Sie haben das Gefühl, es ist „ihre“ Therapie.

Deutliche Anzeichen dafür, dass der Therapeut im Begriff ist, seine bedingungslose positive Beachtung zu verlieren, sind sein erlebter Drang, Klienten konfrontieren zu wollen oder ihnen Empfehlungen oder Ratschläge erteilen zu wollen.

5. Der Therapeut versteht empathisch den inneren Bezugsrahmen der Klienten und bemüht sich, dies den Klienten zu vermitteln.

Hier ist vermutlich am stärksten eine Erweiterung zu den Grundpositionen von Rogers zu erkennen. Empathie reduziert nicht nur Stress und Angst und erhöht die Motivation, Empathie öffnet auch die Tür zum emotionalen Erleben.

Das Bemühen, den inneren Bezugsrahmen eines jeden Klienten verstehen zu wollen, äußert sich zum Beispiel auch darin, den Prozess zu verlangsamen. Dazu gehört das Eingeständnis des Therapeuten, dass er etwas von dem, was ein Klient gesagt hat, noch nicht verstanden hat. Das bedeutet auch, die Klienten daran teilhaben zu lassen, dass der Therapeut etwas von ihnen lernen will. In all diesen Fällen ist der Therapeut auch Modell für ein wirksames unterstützendes wechselseitiges Zuhören (O'Leary 2014).

O'Leary macht deutlich, dass das empathische Verstehen, die bedingungsfreie positive Beachtung, nicht auf Kosten eines anderen Familienmitglieds gehen darf. Er übernimmt hier den Begriff der Allparteilichkeit von Boszormény-Nagy (2001) und betont damit das an die Familie gerichtete Signal, dass Empathie für ein Familienmitglied zu haben, nicht bedeutet, dies nicht auch für ein anderes Familienmitglied zu verspüren. Allparteilichkeit sorgt dafür, dass konträre Interessen koexistieren können, indem ein Austausch darüber stattfindet.

Mit Blick auf die Mentalisierungstheorie (Kap. 4.4.3) lässt sich ergänzen, dass die Allparteilichkeit ein Angebot an jedes einzelne Familienmitglied darstellt, den Äquivalenzmodus zu verlassen, in dem es nur die eigene, „richtige" Wahrnehmung gibt, und sich einzulassen auf die Multiperspektivität im sozialen Gefüge, den möglicherweise arretierten „Interpersonalen Interpretationsmechanismus" (Fonagy et al. 2012, 138) (wieder) aktiv werden zu lassen und damit die Differenzierung und Abgrenzung des Selbst vom Andern zu ermöglichen. Der Andere ist eben nur „fast wie ich, aber nicht genau wie ich".

DEFINITION

Als „**interpersonalen Interpretationsmechanismus**" bezeichnen Fonagy et al (2012) die sich selbst entfaltende Fähigkeit des Menschen, psychologisch interpretieren zu können. Diese Fähigkeit entwickelt sich durch die Nähe des Säuglings zu seiner Bindungsperson und stellt ein System zur Verarbeitung sozialer Information dar. Er ist die Grundlage, damit ein Wissen um das Selbst und um den Anderen entstehen kann. Dieser Mechanismus bleibt ein Leben lang wirksam, kann allerdings in belastenden (emotionalen) Situationen eingeschränkt sein bzw. „arretieren".

Zur Allparteilichkeit gehört auch, nicht einen Klienten als den mit den größeren Bedürfnissen anzusehen. Die Frau, die sich emotional vernachlässigt fühlt, ist nicht bedürftiger als der Ehemann, der sich distanziert, das Kind, das sich zerrissen fühlt, nicht wichtiger als die Eltern, die durch die Angst und den Druck, es beschützen zu müssen, gelähmt erscheinen.

Das empathische Zuhören nimmt für O'Leary (2012) eine zentrale Stellung in seinem methodischen Vorgehen ein, den beraterischen Prozess zu verlangsamen.

6. Die Klienten sind zu einem Mindestmaß in der Lage, die bedingungsfreie positive Beachtung und das empathische Verstehen wahrzunehmen.
O'Leary (2012) verweist darauf, dass Therapeuten sich nicht selten in ihrer Einschätzung täuschen, wie empathisch sie von ihren Klienten wahrgenommen werden. Er rät hier dringend zu Evaluierungsbögen, um die tatsächliche Wirkung ihrer gut gemeinten therapeutischen Haltung zu erforschen. Er zitiert David Cain (2010 nach O'Leary 2012), dass es durchaus ein Scheitern im personzentrierten Prozess sein könne, nicht-direktiv vorzugehen, wenn Klienten ausdrücklich um ein direktives Vorgehen gebeten haben.

Auch Gaylin (Kap.3.4) bezieht sich auf die sechs Grundannahmen von Rogers und wendet sie als Leitlinien für die Arbeit mit Familien an. Eine Synopse soll eine Zusammenfassung beider Ansätze vor dem Hintergrund von Rogers Grundannahmen liefern (Tab. 1):

Tabelle 1: Zusammenfassung der Ansätze von Rogers, O'Leary und Gaylin

Rogers	O'Leary	Gaylin
Zwei Personen befinden sich in psychologischem Kontakt	Der Therapeut hilft jeder einzelnen Person, einen Weg zu finden, ein Teil der Beratung zu sein, ohne seine aktive Beteiligung zu fordern. (Alle Quellenangaben im Text) Dies schließt die Implementierung von Regeln gerade unter dem Aspekt des „Im-Kontakt-Seins" mit ein. Daraus folgt ebenfalls eine höhere verbale Beteiligung des Therapeuten	Der Therapeut stellt zu jedem einzelnen Familienmitglied Kontakt her (vgl. Kap. 3.4). Der Therapeut bemüht sich um ein Verstehen vorhandener Familienkulturen, Bräuche und Werte (vgl. Kap. 3.4). Er bemüht sich um die Verwirklichung einer vertrauensvollen Atmosphäre (Vgl. Kap. 3.4). Er bemüht sich um ein Verstehen der komplexen Muster, um eine Öffnung zu erzielen (vgl. Kap. 3.4).

Rogers	O'Leary	Gaylin
Die erste Person, der Klient befindet sich im Zustand der Inkongruenz, ist verletzbar bzw. ängstlich	Der Verlust von Kongruenz ist gleichermaßen Ursache wie Folge von zunehmender Angst und Frustration. Die Familienmitglieder nehmen sich nicht mehr als kompetente Partner, Kinder, Geschwister wahr. Inkongruenz in der Familie bedeutet Entfremdung, es bedeutet, Situationen zu begegnen, die unlösbar erscheinen. Inkongruenzen in der Familie, die in Form von Anschuldigungen geäußert werden, werden vom Therapeuten in eine Sprache übersetzt, dass sie von den anderen Familienmitglieder akzeptiert werden können	Der Therapeut unterscheidet zwischen intrapersoneller und interpersoneller (familiärer oder System-) Inkongruenz (Gaylin 2009) Ein relativ kongruentes Familienmitglied kann als Problem vorgestellt werden, um unbeabsichtigt von der Inkongruenz des Systems abzulenken. Familiäre Inkongruenz kann entstehen, wenn eine Diskrepanz, wie ein oder mehrere Familienmitglieder die Familie erleben, wahrgenommen wird. „Systeminkongruenz" kann durch intrapersonelle Inkongruenz ausgelöst sein.
Die zweite Person, der Therapeut, ist in der therapeutischen Beziehung kongruent.	Die Kongruenz des Therapeuten steht in unmittelbarem Zusammenhang mit seiner Allparteilichkeit. Zur Kongruenz des Therapeuten gehört der Begriff der Nicht-Defensivität.	Der Therapeut sollte frei von inneren Kämpfen sein, um so die volle Aufmerksamkeit auf den Klienten richten zu können (vgl. Kap. 3.4). Generell schwieriger als in der Einzeltherapie, da der Therapeut eine eigene Geschichte als Mitglied einer Familie mit sich trägt(Vgl. Kap. 3.4).

Rogers	O'Leary	Gaylin
Der Therapeut erfährt seinem Klienten gegenüber bedingungsfreie positive Beachtung	Jedes einzelne Familienmitglied hat das sichere Gefühl, der Berater kann seine Position gut verstehen. Anzeichen für den möglichen Verlust bedingungsfreier positiver Beachtung: Der erlebte Drang, Klienten konfrontieren zu wollen oder ihnen Empfehlungen oder Ratschläge erteilen zu wollen.	Der Therapeut ist allen Familienmitgliedern gegenüber gleichwertig empathisch (Allparteilichkeit) (vgl. Kap. 3.4). Der Therapeut ist in dieser Weise Modell für jedes andere Familienmitglied im Umgang mit dem Anderen.
Der Therapeut versteht den inneren Bezugsrahmen des Patienten	Verlangsamung des Prozesses als Ausdruck des Wunsches, genau verstehen zu wollen. Selbsteinbringung des Therapeuten, e.g., etwas noch nicht verstanden zu haben Allparteilichkeit: Empathie für ein Familienmitglied zu haben, bedeutet nicht, dies nicht auch für ein anderes Familienmitglied zu verspüren. Allparteilichkeit sorgt dafür, dass konträre Interessen koexistieren können, indem ein Austausch darüber stattfindet.	Verlangsamung des Prozesses als Ausdruck des Wunsches, genau verstehen zu wollen. Selbsteinbringung des Therapeuten, e.g., etwas noch nicht verstanden zu haben Allparteilichkeit: Empathie für ein Familienmitglied zu haben, bedeutet nicht, dies nicht auch für ein anderes Familienmitglied zu verspüren. Allparteilichkeit sorgt dafür, dass konträre Interessen koexistieren können, indem ein Austausch darüber stattfindet.
Der Patient nimmt zumindest in Ansätzen die bedingungsfreie positive Beachtung und des empathische Verstehen des Therapeuten wahr.	Evaluierungsbögen zur Überprüfung, ob ein Beziehungsangebot angenommen werden konnte.	

Bei aller Ähnlichkeit in der Auslegung von Rogers Grundannahmen zeigen sich bei der Zusammenschau gewisse tendenzielle Unterschiede zwischen beiden Ansätzen. Oft scheint uns Gaylin „systemischer“ in seiner theoretischen Ausrichtung auf die Familie. Er bedient sich auch durchaus der Terminologie der systemischen Familientherapie, wenn er vom „identified patient“ (Gaylin 2009, 109) spricht, der mit seiner Symptomatik der Familie hilft, vom Erleben der familiären Inkongruenz abzulenken. Zirkuläre Hypothesenbildungen dieser Art sind bei O'Leary nicht zu finden. Gaylin erscheint auch stellenweise interventionistischer als O'Leary, wenn „Verstehen“ als Mittel verstanden wird, Vertrauen in der Familie zu gewinnen. Für O'Leary zielt Verstehen auf das entsprechende menschliche Grundbedürfnis, verstanden werden zu wollen, unmittelbar ab. Er beschränkt die Rolle des Therapeuten (Kap. 5.5) eher auf die des Facilitators, der die Förderung des wechselseitigen Verstehens der einzelnen Familienmitglieder untereinander zur zentralen Aufgabe macht.

3.5.2 Common Factors

O'Leary verweist auf ein in Amerika viel beachtetes Buch von Sprenkle et al.(2009), das dokumentiert, dass die meisten Familien- und Paartherapeuten unabhängig von ihrer schulischen Ausrichtung drei entscheidende Merkmale beherzigen:

1. Die Berater verlangsamen den therapeutischen Prozess. Anders als in der Einzeltherapie brechen Emotionen in einem Setting mit mehreren Familienmitgliedern oder Paaren schneller hervor, können untereinander auch weniger gut reguliert werden und verleihen den Sitzungen häufig eine enorme Dynamik. Diese Dynamik macht es schwer, dass sich die einzelnen Teilnehmer noch selbst oder gegenseitig wahrnehmen und mentalisieren können. Für O'Leary (2012) bietet sich gerade hier eine bedeutsame Möglichkeit der personzentrierten Vorgehensweise. Der Therapeut kann beispielsweise sein Bedürfnis nach einer Entschleunigung formulieren, indem er deutlich macht: „Können wir bitte einen Moment innehalten … “. „Ich brauche eine Pause, um genau zu verstehen, was Sie gerade haben sagen wollen … “. „Ich versuche es gerade einmal mit meinen eigenen Worten zu sagen … “. „Bitte achten Sie darauf, ob ich Sie zutreffend wiedergebe, wenn ich … “.

Durch diese Verlangsamung wird nicht nur die durch aufbrechende Affekte hohe konfliktgeladene Dynamik innerhalb der Sitzung reguliert, es besteht beim Berater oder Therapeuten vor allem die Möglichkeit, durch genaues Nachfragen seine ernsthafte empathische und wertschätzende Haltung einzubringen. Für die anderen Familienmitglieder ergibt sich die Möglichkeit, dem sprechenden Familienmitglied zuzuhören, ohne die Würde zu verlieren, indem sie zum Zuhören ermahnt werden. Dem Berater kommt hierdurch die Rolle des Gastgebers zu (Kap 5.5.2), der auf diese Weise eine Regel installiert. Wichtig ist es, dass der Berater zu Beginn der Sitzungen eine solche Regel anspricht und erklärt (O'Leary/Johns 2007).

O'Leary (2015b) widmet Rogers und seinem Umgang mit Zeit einen eigenen Aufsatz. Er betont darin, wie viel Zeit sich Rogers nahm, genau zuzuhören und wiederzugeben, was er verstanden hatte. Er spricht von einer „Empathie von Augenblick zu Augenblick" als ein Merkmal therapeutischer Gegenwärtigkeit, das einer emotional hoch belasteten Familie die Möglichkeit bietet, sich zu regulieren, Vertrauen zu fassen und ihre Probleme zu lösen.

2. Die Berater ermutigen ihre Klienten, ihrer eigenen Situation gegenüber eine Meta-Position einzunehmen. Dies bedeutet, den eigenen Standpunkt verlassen zu können, die Komplexität einer Situation erkennen zu können und sich mentalisierend (Kap.4.4.3) auf die Sichtweise eines anderen Familienmitgliedes einzulassen. Dies kann durch bestimmte Methoden geschehen, etwa in dem sich ein Elternteil auf den Platz des Kindes setzt und seine Wahrnehmung aus der Sicht des Kindes schildert, vor allem ist aber der Berater selbst in seiner Allparteilichkeit ein Modell für eine Meta-Position.

Hierzu gehört ebenso, dass der Berater seine Wahrnehmung oder sein Erleben in der Familie beschreibt, Muster, die er wahrnimmt, anspricht und zu verstehen versucht.

3. Die Berater ermutigen zur individuellen Übernahme von Verantwortung. In der Beziehungstherapie ermuntert O'Leary die Mitglieder einer Familie von sich, ihren Bedürfnissen, Gefühlen und Intentionen zu sprechen anstatt vom anderen. Er stellt Fragen, die, selbst wenn sie den anderen betreffen, von der befragten Person ausgehen. Z.B.: „Was möchtest du, was deine Mutter verstehen soll?"

Klienten fällt es umso leichter, Verantwortung für sich selbst zu übernehmen, je weniger sie sich durch Beschämung und Zwänge eingeengt und bedroht fühlen (O'Leary 2012). Eine akzeptierende und von positiver Beachtung getragene Haltung und der Verzicht auf Bewertungen ermöglicht den Raum, in dem sich Eigenverantwortung entfalten kann.

3.5.3 Die Bedeutung von Regeln und Struktur

Charles O'Leary gelingt es, unter Beibehaltung originärer Inhalte den personzentrierten Ansatz für die Arbeit mit Paaren und Familien vor allem methodisch zu erweitern. Den Disput, den er selbst mit Carl R. Rogers dazu führte (oder möglicherweise nur in Form eines inneren Dialogs mit ihm führt), zeigt eine von ihm gerne präsentierte Szene mit verteilten Rollen (Lopez 2015), die sich eben auf die stärkere Lenkung des Gesprächsablaufes bezieht und auf den im Vergleich zur Einzeltherapie deutlich höheren Redeanteil des Beraters.

Für O'Leary hat die Strukturierung des Beratungsprozesses vor allem eine Bedeutung für die Familie, die durch Instruktionen, Erklärungen und Informationen eine sichere Einbettung erhält. „Therapie, ganz besonders Paar- oder Familientherapie ist für viele eine fremde Kultur" (O'Leary 2015c, 243) und braucht Erläuterungen. Berater sind nicht verantwortlich dafür, die Probleme ihrer Klienten zu lösen, sie sind aber sehr wohl dafür verantwortlich, die Rahmenbedingungen für eine störungsfreie Sitzung zu schaffen. Dazu gehört u. a. die Begrenzung von Redezeit.

> *„Ein Therapeut, der nicht unterbrechen möchte, soll bei der dyadischen Therapie bleiben. Die Unterbrechungen durch den Therapeuten dienen dazu, ungehörten Stimmen von übersehenen Familienmitgliedern eine Chance zu geben" (O'Leary 2014).*

Das Ende einer Stunde sollte ebenfalls strukturiert sein. Der Berater sollte die letzten 10 Minuten nutzen, um die Stunde zusammenzufassen, er sollte nachfragen, ob sich jemand in der Stunde verletzt gefühlt hat oder es noch ist. Eventuell gibt der Berater auch Aufgaben mit, mit denen sich die Klienten bis zur nächsten Sitzung beschäftigen sollten.

4 Theorie der Personzentrierten Familientherapie und -beratung

Torsten Ziebertz

Sowohl im deutsch- als auch englischsprachigen Raum gab es bislang keine umfassende personzentrierte Theorie der Familie. Die Theoriebildung zur Familie ist, vor allem in Deutschland, überwiegend systemisch geprägt. Freilich haben die Systemtheorien bzw. die verschiedenen Ansätze der systemischen Familientherapie hierzu wichtige Erkenntnisse geliefert.

In diesem Kapitel sollen nach einer Darstellung allgemeiner Familientheorien und dem personzentriert geprägten „Familiären Rückkopplungsmodell" die grundlegendsten theoretischen Begriffe von Rogers (Aktualisierungstendenz, Selbstkonzept und Inkongruenz) auf Familien erweitert werden. Dabei ist es uns wichtig, eine möglichst theorie-kohärente Ableitung zu erreichen und nicht personzentrierte mit systemischer Theorie zu vermischen. So beschreiben wir die „Familienaktualisierungstendenz", das „Selbst-, Paar- und Familienkonzept" und die „Familiäre Inkongruenz".

Am Schluss dieses Kapitels werden bereits bestehende Konzepte beschrieben, die sich hervorragend zu einer theoretischen Fortentwicklung der PZFT eignen.

4.1 Allgemeine Familientheorien

Torsten Ziebertz

Ein psychologisches Verständnis von Familie geht vom Erleben und Verhalten einer Familie bzw. ihrer Mitglieder aus.

DEFINITION

Schneewind (2010) sieht **Familien** dementsprechend als intime Beziehungssysteme von biologisch, sozial oder rechtlich verbundenen Menschen über mindestens zwei Generationen an.

Diese Definition umschließt auch Familienformen wie Patchworkfamilien, Pflege- und Adoptivfamilien, Ein-Eltern-Familien, Living-Apart-Together-Familien (Eltern, die sich als Paar definieren, aber bewusst nicht zusammenleben) usw.

Die Familiensystemtheorie befasst sich mit den Annahmen der Systemtheorie in Bezug auf das spezielle System „Familie". Diese Annahmen werden im Folgenden dargestellt (in Anlehnung an Schneewind 2010, 101 ff.):

Ganzheitlichkeit. Die Familie kann als eine ganzheitliche Einheit betrachtet werden, in der die einzelnen Familienmitglieder durch Interaktionen und Kommunikationen miteinander in Beziehung sind. Dadurch ist die Familie mehr als die Summe ihrer aus Personen bestehenden Teile.

Zielorientierung. Familien richten ihr Leben nach (expliziten oder impliziten) Zielen aus, die dem System und/oder dem Einzelnen Sinn, Stabilität und Bedürfnisbefriedigung verleihen. Diese Ziele sind sehr familienindividuell, richten sich dabei aber doch nach typischen Familienphasen und deren Entwicklungsaufgaben.

Regelhaftigkeit. Die Kommunikationen und Interaktionen der Familienmitglieder folgen bestimmten expliziten oder impliziten Regeln, die das Verhalten des Einzelnen und im Weiteren das ganze Systemverhalten bestimmen. Diese Regeln erleichtern zum Einen das tägliche Miteinander, können auf der anderen Seite aber auch einschränken oder gar dysfunktionale Formen annehmen.

Die Regelstruktur kann durch längere Beobachtungen einer Familie erschlossen werden.

Zirkuläre Kausalität. Dies meint den wechselseitigen Prozess der Beeinflussung mehrerer Personen. Im Gegensatz zur linearen Kausalität, also dem einfachen „Ursache-Wirkungs-Prinzip", stellt die zirkuläre Kausalität den wechselseitigen Interaktionskreislauf mit seinen stabilisierenden Faktoren in den Mittelpunkt.

Rückkopplung. In einem Familiensystem meint Rückkopplung den Prozess, den ein Verhalten eines Mitgliedes A auf die anderen Familienmitglieder ausübt, und in deren Verhalten wieder auf A zurückgekoppelt wird (siehe ausführlicher Kap. 4.2).

Homöostase. Hiermit ist die Aufrechterhaltung und Ausbalancierung des Kräftegleichgewichts in einer Familie gemeint. Eine Familie ist bestrebt, einen homöostatischen, also ausgeglichenen und stabilen Zustand zu erlangen. Besonders nach Krisen und Veränderungen ist dies in Familien zu beobachten.

Wandel erster und zweiter Ordnung. Damit verbunden ist die Frage, welcher Art die Veränderung einer Familie ist.

Watzlawick und Kollegen (2001, 30f.) sprechen in diesem Zusammenhang von Wandel erster und zweiter Ordnung.

Mit Wandel erster Ordnung meinen sie den Wandel von einem Zustand hin zu einem anderen Zustand innerhalb des sich nicht verändernden Systems Familie.

Wandel zweiter Ordnung meint dagegen einen Wandel, der das ganze System Familie selbst ändert.

Grenzen. Ein bedeutendes Merkmal des Systems Familie ist das der Abgrenzung, und zwar nach außen und innen. Durch die Grenze nach außen wird das System überhaupt erst als System erkennbar. Diese Grenze ist „operational geschlossen“, d. h. sie ist offen genug, um einen Austausch mit anderen Systemen zu erlauben. Die Grenzen nach innen grenzen die Subsysteme voneinander ab, z. B. das Eltern-Subsystem vom Kinder-Subsystem.

Offenheit vs. Geschlossenheit. Dies meint den Grad der Offenheit, bzw. Geschlossenheit der familiären Grenzen.

Selbstorganisation. Ein weiteres Merkmal lebender Systeme ist die Selbstorganisation im Sinne der Herstellung eines internen Ordnungszustandes. Zentraler Punkt dabei ist, dass der Ordnungszustand des Systems nicht von außen herbeigeführt wird, sondern von seinen Elementen in einem selbsttätigen Wechselspiel von Stabilität und Veränderung (Haken 2007). Die am weitesten ausgeführte Selbstorganisationstheorie ist die „Synergetik“ von Hermann Haken (1990).

Internes Erfahrungsmodell. Unter dem internen Erfahrungsmodell versteht Schneewind das Innerste einer Person. Gemeint ist damit die subjektive Repräsentation, die eine Person von sich, ihrer Umwelt und den Beziehungen zu einem bestimmten Zeitpunkt hat. Überträgt man das Konzept des internen Erfahrungsmodells auf die Familiensystemtheorie, so besagt dies, dass die Familie nicht nur von außen, d. h. durch die Registrierung familiärer Interaktionsmuster erfassbar ist, sondern auch von innen durch die familienspezifischen internen Erfahrungsmodelle jedes Familienmitgliedes (Schneewind 2010, 105f.).

Hier wird eine große Nähe zum personzentrierten Begriff des „Selbstkonzeptes" deutlich, bzw. der familienspezifischen Erweiterung des „Familienkonzeptes" (Kap. 4.2 und 4.3.2).

Weitere familientheoretische Ansätze sind die sogenannten „Familienentwicklungstheorien" (z. B. Schneewind 2010; Carter/McGoldrick 2006), die sich mit den normativen Phasen im Familienlebenszyklus und den dazugehörigen Entwicklungsaufgaben der Familien(-mitglieder) beschäftigen.

4.2 Das Familiäre Rückkopplungsmodell

Torsten Ziebertz

Das „Familiäre Rückkopplungsmodell" von Torsten Ziebertz (2008, 2017) beschreibt die zirkulären Rückkopplungen innerhalb und außerhalb einer Familie auf den unterschiedlichen Systemebenen (s. Abb. 1).

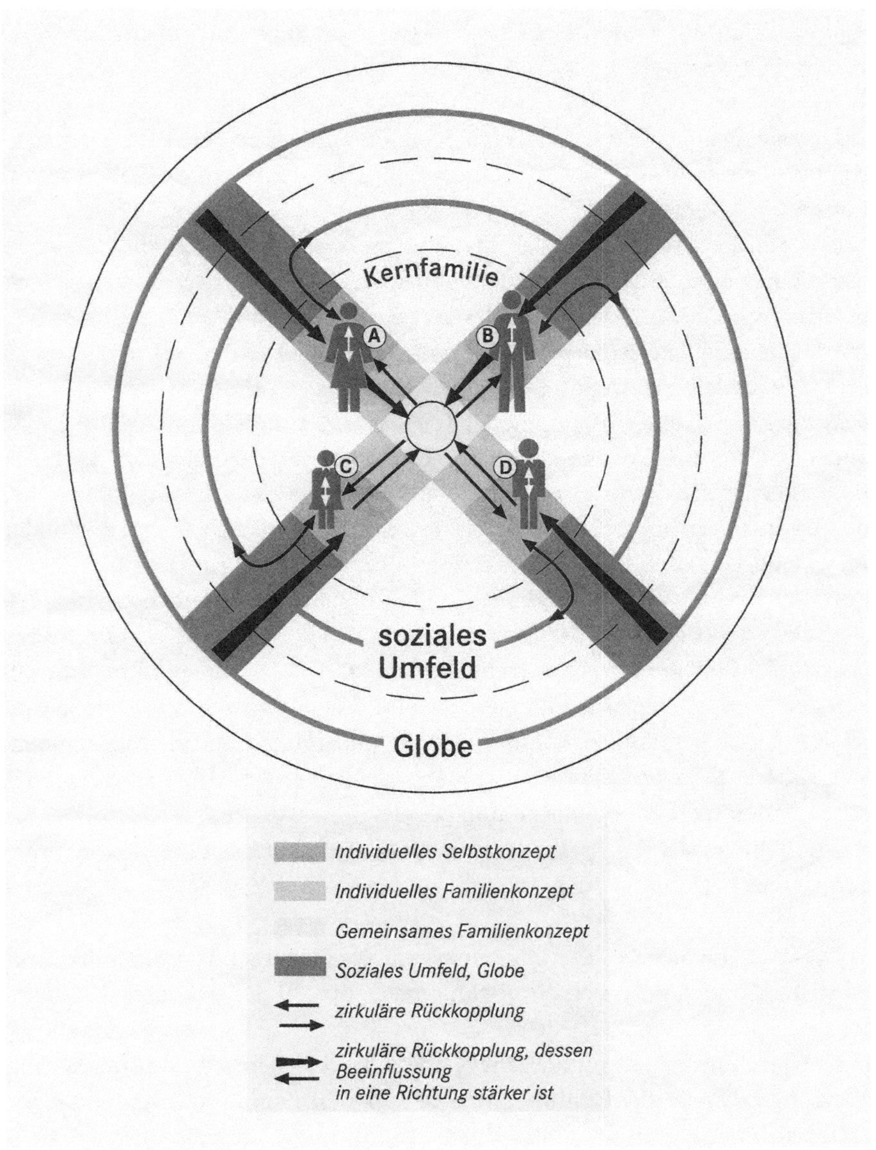

Abb. 1: Das Familiäre Rückkopplungsmodell

Die Grafik des Familiären Rückkopplungsmodells zeigt im Inneren die Kernfamilie mit den Eltern A und B und den Kindern C und D. Im nächsten Kreis findet sich das soziale Umfeld der Familie (Ursprungsfamilien der Eltern, Freunde, Schulkameraden, Arbeitskollegen etc.). Im äußersten Kreis steht der „Globe“

(Cohn/Farau 1984): Politisches System, Gesellschaft, Kultur, biologische und materielle Umwelt.

Als grundlegende, nicht mehr zu reduzierende Größe in einem Familiensystem steht unserer Auffassung nach das Individuum mit seinem individuellen Selbstkonzept.

Das Selbstkonzept bildet sich aus und verändert sich nach außen hin, in Form einer gegenseitig rückgekoppelten Interaktion mit der Umwelt. Dieser externe Input des sozialen Umfeldes und des Globes wird vom und im Individuum, dem kleinsten informationsverarbeitenden Subsystem, wahrgenommen und u.U. ins Selbstkonzept integriert (Pavel 1989, 235). Hierbei ist zu beachten, dass die zirkuläre Beeinflussung des Globe auf das Individuum größer ist als anders herum. Ebenso sind die Einflussmöglichkeiten der Eltern auf die Familie größer als die der Kinder. Satir (2003) bezeichnete aus diesem Blickwinkel heraus die Eltern als die „Architekten" der Familie. Durch sie bilden die Kinder ihre emotional-kognitiven Prozesse zur Informationsverarbeitung und Handlungsorganisation aus, letzten Endes ihr Selbstkonzept (Schmidtchen 1996, 29).

Als ein Teil des personzentrierten Selbstkonzeptes bildet der Einzelne ein *individuelles Familienkonzept* aus (Schmidtchen 2001, 177). Dieses enthält die bewussten Wertgehalte, Vorstellungen, Regeln, Glaubenssätze und Ideale des Individuums über familiäre Kommunikation und Interaktion im Allgemeinen. Das *individuelle Familienkonzept* formt sich zu einem großen Teil in der Kindheit durch Erziehung und Sozialisation in der Ursprungsfamilie.

Ähnlich wie sich im Erwachsenenalter das Selbstkonzept verändert, verändert sich weiterführend auch das individuelle Familienkonzept (Kap. 4.3.2 und 4.3.3).

Dort, wo die *individuellen Familienkonzepte* der einzelnen Familienmitglieder kongruent sind, wo sie sich also überlappen, entsteht das *gemeinsame Familienkonzept* (Schmidtchen 2001).

Diese Schnittmenge enthält die gemeinsamen Wahrnehmungen, Regeln, Normen und Ziele aller Familienmitglieder über die Kommunikation und Interaktion in ihrer Familie. So entsteht ein „Familiengeist", der halbwegs einheitlich ist. Hier kennt sich der Einzelne aus und findet sich zurecht (Pavel 1989, 236).

Das *gemeinsame Familienkonzept* ist als handlungsleitende Regelstruktur zu verstehen, was sich bei längerer Beobachtung der Familie anhand ihrer spezifischen Interaktionsmuster erkennen lässt (Schneewind zit. nach Schmidtchen 1996, 30). Jedoch vereint das gemeinsame Familienkonzept nicht alle *individuellen Familienkonzepte*. Vielmehr bleiben „Reste" ausgeschlossen, deren Inhalte die anderen Familienmitglieder nicht teilen und die deshalb nicht in das gemeinsame Familienkonzept integriert werden. Sind diese ausgeschlossenen „Reste“ zu groß und ist damit das gemeinsame Familienkonzept zu klein, entsteht eine interpersonelle Inkongruenz (Gaylin 2002). Die Vorstellungen der einzelnen Familienmitglieder gehen hier weit auseinander und haben wenig Deckungsgleichheit, was die Aufrechterhaltung der Familienintegrität stark bedrohen kann (Kap. 4.3.3).

Selbstkonzept, individuelles Familienkonzept und *gemeinsames Familienkonzept* sind in einem ständigen Prozess der zirkulären Rückkopplung: Erlebt das Individuum durch (soziale) Umwelterfahrungen eine Veränderung seines Selbstkonzeptes, zieht dies natürlich auch eine Veränderung seines individuellen Familienkonzeptes nach sich. Somit variiert im Weiteren auch die Schnittmenge des gemeinsamen Familienkonzeptes in Größe und Inhalt. Im gemeinsamen Familienkonzept werden diese individuellen Inputs in einem zirkulären Kreislauf verarbeitet und zu allen Familienmitgliedern rückgekoppelt.

Was nach dieser zirkulären Verarbeitung letzten Endes als finaler Output wieder beim Einzelnen ankommt, ist so individuell, dass es kaum vorausgesagt werden kann. Es ist z. B. möglich, dass der finale Output bei allen Familienmitgliedern völlig unterschiedlich ist. Ursache dafür ist, dass lebende Systeme (Familien wie auch der einzelne Mensch) sich selbst organisierende Systeme sind.

Die interne Rückkopplung in der Kernfamilie bewegt sich zwischen dem Pol *individuelles Selbstkonzept*, über den Pol individuelles Familienkonzept hin zu dem Pol *gemeinsames Familienkonzept* und von dort, variiert, wieder zurück. Somit sind diese drei Pole, die quasi als Transformatoren (Kriz 1999a) wirken, einer ständigen Veränderung und Neu-Definition unterworfen.

Als „Familiendynamik“ definieren wir diesen beschriebenen, zirkulären Rückkopplungsprozess zwischen und in den einzelnen Familienmitgliedern. Es wird deutlich, dass das Familiensystem mehr ist als die Summe ihrer aus Personen bestehenden Teile. Mit dem *gemeinsamen Familienkonzept* und den darin enthaltenen „Ordnern“ hat jede Familie etwas Größeres, Übergeordneteres, eine Art „Überbau“.

Jedes Familiensystem grenzt sich durch mehr oder weniger geschlossene Grenzen von der Außenwelt ab (was der systemische Ansatz „Operationale Geschlossenheit“ nennt). Auch bei eher geschlossenen, rigiden Systemgrenzen bleibt jedoch eine Durchlässigkeit für externe Einflüsse auf das Individuum und damit das ganze System. Wie die aufgenommenen Umweltbedingungen letzten Endes in das System integriert werden, hängt von der internen Rückkopplung und Selbstorganisation ab. Allein das System entscheidet dadurch, in welcher Weise der Impuls von außen verarbeitet wird.

4.3 Personzentrierte Grundannahmen von Familie

Ulrike Hollick

In diesem Abschnitt geht es darum, drei Konzepte, die der PZFT/PZFB zugrunde liegen, nämlich die Familienaktualisierungstendenz, das Familienkonzept und die Familiäre Inkongruenz, näher darzustellen. Einerseits bilden sie den auf Carl R. Rogers zurückgehenden theoretischen Hintergrund, auf dessen Grundlage der Ansatz entstanden ist und entwickelt wurde.

Andererseits aber zeigen sich eben diese erweiterten Grundannahmen immer wieder in der konkreten Arbeit mit Familien und bieten so einen möglichen Zugang zum Verständnis der jeweiligen Familie mit ihren je individuellen Merkmalen und Beziehungen.

Für den Therapeuten und Berater sind sie insofern eine Hilfe, als er anhand dieser Konzepte eine Erklärung und Strukturierungshilfe an die Hand bekommt, welche Kräfte in einer Familie wirksam sind. Diese bewusst zu machen und mit ihnen zu arbeiten, kann für die einzelnen Familienmitglieder ein möglicher Zugang sein, sich selbst zu reflektieren und zu einem größeren Verständnis für die eigene Familie zu gelangen.

Ähnlich wie bei der Arbeit an der Grenze der Gewahrwerdung mit Einzelklienten, kann ein liebevoller Blick auf die eigene Familie und das Verstehen von Zusammenhängen und deren Zustandekommen bereits ein wichtiger Schritt für die Entwicklung der Familie sein.

Allerdings ist es nicht immer notwendig, diese Konstrukte explizit in der Beratung oder Therapie mit den Familien zu thematisieren, dies richtet sich immer danach, ob es dieser speziellen Familie in dieser Situation dienlich sein kann.

Häufig geht es vielmehr darum, als Berater oder Therapeut das eigene Grundverständnis von Familie und die eigene Haltung ihr gegenüber immer wieder zu überprüfen und im Hinblick auf die jeweilige Familie zu reflektieren.

4.3.1 Familienaktualisierungstendenz

Ulrike Hollick

Dem Personzentrierten Ansatz liegt in der Begegnung mit Individuen das Konstrukt der Aktualisierungstendenz zugrunde. Carl R. Rogers hat diesen Begriff von Kurt Goldstein übernommen. Dieser prägte 1934 den Terminus Aktualisierungstendenz.

DEFINITION

Aktualisierungstendenz bezeichnet nach Goldstein (1940) das Bestreben eines jeden Organismus, seinen Aufgaben gerecht zu werden, geprägt von Individualität und gleichzeitig Konstanz.

Dieses Konstrukt trug entscheidend zum Menschenbild der Humanistischen Psychologie bei und könnte als das philosophische Axiom des Personzentrierten Ansatzes bezeichnet werden.

Die Aktualisierungstendenz ist damit auch ein Grundprinzip in der klienten- oder personzentrierten Psychotherapie von Carl R. Rogers und wird als übergeordnetes Sinn- und Entwicklungsprinzip menschlichen Verhaltens und Erlebens angesehen. Sie ist das zugrunde liegende Motiv und bewirkt, dass der menschliche Organismus alle körperlichen, seelischen und geistigen Möglichkeiten zu erhalten sucht, sich weiterentwickeln, entfalten und verwirklichen will und sich nach dem Ziel ausrichtet, Unabhängigkeit und Selbstbestimmung zu erlangen.

Rogers spricht hier von der dem Organismus innewohnenden Tendenz zur Entwicklung all seiner Möglichkeiten, die der Erhaltung oder Förderung des Organismus dienen (Rogers 2016).

Die Aktualisierungstendenz ist also quasi das Fundament, auf dem das menschliche Selbstentwicklungspotential beruht. Voraussetzung dafür, dass sie sich entfalten kann, ist eine bedingungslose positive Wertschätzung, unter der sich ein Individuum hin zu einem sozialen und konstruktiven Wesen entwickelt.

Ein Teil der Aktualisierungstendenz bezieht sich auf die Aktualisierung des Selbstkonzeptes, hier spricht man von der Selbstaktualisierungstendenz, die sich nach Kriz nicht bzw. nicht nur auf die biologische bzw. somatische Ebene, sondern auch und vielmehr auf die psychosoziale Ebene bezieht (Kriz 2017).

Dabei umfasst die Selbstaktualisierungstendenz (angelehnt an Maslow 1954) sowohl Defizitbedürfnisse als auch Wachstumsbedürfnisse und beinhaltet eine Tendenz zur Differenzierung seiner Selbst, hin zu Autonomie und fort von Kontrolle von außen. Alle Erfahrungen werden, so Bierman-Ratjen (2016), organismisch bewertet, d. h. im Hinblick auf ihre Bedeutung für die Aufrechterhaltung und Entfaltung des Organismus als Ganzes überprüft. Dies ist ein fortlaufender Prozess, der häufig nicht bewusst abläuft. Die Aktualisierungstendenz umfasst drei Aspekte: formative, adaptiv-direktionale und wachstumsorientierte. Damit sind Kräfte gemeint, die es dem Menschen ermöglichen, sich zu strukturieren, sich zielgerichtet bestmöglich an seine jeweilige Lebenssituation anzupassen sowie sich weiterzuentwickeln und zu entfalten.

Höger (2010) unterscheidet zusätzlich den erhaltenden, sichernden und den entfaltenden, kreativen Anteil der Aktualisierungstendenz. Isele und Stauß (2016, 129) hingegen betonen: „Die Aktualisierung(stendenz) sollte – anders als bei Rogers – als richtungsneutral und ergebnisoffen angenommen werden."

Eine Hemmung der Aktualisierungstendenz im Hinblick auf persönliche Ressourcen und Potentiale bedeutet für das Individuum die Entstehung einer Inkongruenz, während die Aktualisierungstendenz mit der Entfaltung von Ressourcen und Potentialen häufig in Form von Kreativität einhergeht. Sie wird mobilisiert durch die therapeutischen Basisvariablen, betont den Prozess der Entwicklung von Individuen und Beziehungen (Keil 2010) – auch therapeutischen (Levitt 2010; Schmid 2010) – und wird v.a. in ihren Auswirkungen erfahrbar (Gutberlet 2010).

Rogers hat die von ihm beschriebene Aktualisierungstendenz auch auf das zwischenmenschliche Zusammenleben angewandt, was ja in besonderer Weise auf die Familie als den „engsten aller zwischenmenschlichen Kreise" (Rogers 2016, 79) zutrifft. Das Selbst entwickelt sich innerhalb der Familie, deshalb ist deren Bedeutung und deren Aktualisierungstendenz in Wechselwirkung zur Selbstaktualisierungstendenz von so großer Relevanz. Ein Teil der Selbstaktualisierungstendenz umfasst auch das Konzept der Familie, welches sich ein Leben lang weiterentwickelt, aber auch ein Leben lang die Mitglieder einer Familie prägen kann.

Rogers spricht auch von einer „formativen Tendenz", die sich z. B. auch in der Betrachtung größerer sozialer Einheiten und deren Selbstorganisationsprozessen abbildet, in denen Stabilität durch Wandel und Anpassung erhalten wird (Kriz 2017). Dies wird z. T. durchaus kritisch betrachtet, da der Ort der Aktualisierungstendenz innerhalb des Organismus gesehen wird und damit eine Übertragung auf soziale Gebilde in Frage gestellt wird (Stumm 2010). Hier wird eher von einer Co-Aktualisierung gesprochen. Dagegen erklärt Biermann-Ratjen (2010, 139): „Die Aktualisierung ist aber zugleich als Prozess gemeint, der sich nicht im Organismus, sondern zwischen dem Organismus und der Umwelt abspielt". Auch Tudor (2010) plädiert eher dafür, von der Tendenz, „sich zu aktualisieren" zu sprechen, um „das Prozesshafte an diesem Konzept zu beachten" (Tudor 2010, 149).

Gaylin (2002) hat das Konzept auf Familien übertragen und den Begriff der Familienaktualisierungstendenz konzipiert. Es drückt aus, dass die Aktualisierungstendenz nicht nur ein individuelles Merkmal ist, sondern vielmehr auch Familien prägt. Ursprünglich primär auf die biologische Erhaltung und Fortpflanzung bezogen, beinhaltet sie jedoch auch den Aspekt, dass eine Familie sich ständig in Entwicklung und Veränderung befindet, da ihre Mitglieder sich permanent verändern durch die Erfahrungen, die sie machen. Somit wird die Familienentwicklung durch die einer jeden Familie innewohnende Familienaktualisierungstendenz hin zu Wachstum, Öffnung und Entfaltung beeinflusst. Dabei kann je nach Individualität und Beziehung der einzelnen Familienmitglieder und je nach Lebenssituation und –phase sowie Selbst- und Familienkonzept, die Schnittmenge sowohl der Selbstaktualisierungstendenz mit der Familienaktualisierungstendenz als auch der einzelnen Familienmitglieder unterschiedlich groß sein. Z.B. wird die Schnittmenge sich bei Eltern mit einem Kind in oder nach der Pubertät, das sich in einer Ablösungsphase befindet, anders darstellen als in einer jungen Familie mit noch sehr kleinen Kindern.

Aktualisierung kann niemals von außen erfolgen, sie benötigt zwar immer einen Anstoß oder eine Einwirkung von außen, erfolgt aber immer von innen. Damit ist Familie immer im Prozess und nie statisch.

Sie entwickelt sich immer in der Begegnung, da auch die Bedürfnisse in der Interaktion aktualisiert werden. Damit bietet die Familienaktualisierungstendenz auch eine Erklärung, warum und wie die therapeutische Beziehung in der Personzentrierten Familientherapie und –beratung wirksam ist, nämlich nicht fremdbestimmt, sondern als Entwicklung auf äußere Anregungen hin, aus den der jeweiligen Familie eigenen, ihr innewohnenden Kräften heraus. Das Ziel dabei ist es, jedes einzelne Mitglied der Familie im Prozess der Entdeckung und Entfaltung seines Selbst und im gelingenden Miteinander mit den anderen Familienmitgliedern zu fördern und damit die Entwicklung der Familie zu unterstützen. Werden für eine Familie analog der bedingungslosen positiven Wertschätzung gute Rahmenbedingungen geschaffen, entfaltet die Familie sich aus sich selbst heraus, findet eigene Lösungen zu einem gelingenden, offenen, sozialen Miteinander ohne Angst und Abwehr. Hier kann auch ein Zusammenhang zur familiären Resilienz gesehen werden (Cornelius-White 2010).

O`Leary spricht im Rahmen der Familienaktualisierungstendenz von einem angestrebten höheren Ziel der familiären Funktionalität. Das Vertrauen in diese Kraft ist zugleich die Grundlage aller Therapie. Die Wirkung der Familienaktualisierungstendenz unterstützt zugleich die Selbstaktualisierungstendenz ihrer Mitglieder, sodass im familiären Kontext eine Entwicklung deutlich tiefgreifender und leichter erfolgen kann als im Einzelsetting. Wichtig ist jedoch zu beachten, dass die Familienaktualisierungstendenz nicht nur in der Therapie wirkt, sondern zu jeder Zeit und überall die Familie zu einer höheren Ordnung und Freiheit führt.

Dabei spielt auch die eigene Aktualisierungstendenz des Therapeuten eine erhebliche Rolle, da er sich (idealerweise) sein Leben lang weiterentwickelt und dazulernt und dadurch jeweils unterschiedlich den therapeutischen Prozess mitgestaltet.

Analog zu Rogers formuliertem Ideal eines jeden Individuums, zu einer „fully functioning person" zu werden, d.h. einer völlig gesunden Person, die mit sich in vollkommener Übereinstimmung ist, nutzen wir den Begriff der „fully functioning family". Eine jede Familie hat demnach das Ziel und verfügt über das Potential, sich hin zu einer solchen zu entwickeln. Eine fully functioning family (fff) entspricht einer Familie, in der es keine Familieninkongruenz gibt, die dabei vollkommen offen gegenüber Erfahrungen ist, sich in einem ständigen Veränderungs- und Entwicklungsprozess befindet und neuen Situationen gegenüber anpassungsfähig und dadurch stabil bleibt (Behr 2012, 67).

Es ist die Aufgabe der PZFT, einen Beitrag dazu zu leisten, dass Familien die Rahmenbedingungen finden oder Unterstützung darin erfahren, ebendies zu schaffen, sodass sie sich in oben beschriebener Weise gesund entwickeln können.

4.3.2 Selbst-, Paar-, Familienkonzept

Maria Lieb

Für die Arbeit mit Familien ist es förderlich, neben dem von Rogers benannten Selbstkonzept auch das Paar- und Familienkonzept zu berücksichtigen. Dies ist hilfreich, um Familiensysteme und ihre Muster und Strukturen besser verstehen zu können.

Als Ausgangspunkt wird zunächst das Individuum mit seinem Selbstkonzept betrachtet. Durch die Interaktion mit der (sozialen) Umwelt wird das Selbst geformt und entwickelt sich stetig weiter (Rogers 1999, 439f.). So sind es die Bindungs- und Beziehungserfahrungen, welche das Selbstkonzept prägen. Je nachdem, wie das Umfeld in der Lage ist, die Bedürfnisse eines Kindes zu erkennen und wertzuschätzen, kann sich ein kongruentes Selbst entwickeln. Erlebt das Individuum hingegen, dass Teile seines Selbst nicht akzeptiert und wertgeschätzt werden, führt dies dazu, dass diese Anteile dem Bewusstsein nur unvollständig oder gar nicht zugänglich werden und im Verhalten den anderen gegenüber nicht gezeigt werden.

Als Teil dieses Selbstkonzeptes bildet das Individuum später sein individuelles Paarkonzept. Dieses enthält die bewussten Annahmen, Glaubenssätze, Werte und Verhaltensregeln des Individuums über „Paar-Sein" im Allgemeinen. Es bildet sich zu einem großen Teil in der Kindheit durch das Modell des Elternpaares, ist aber, analog zum Selbstkonzept, ein Leben lang veränderbar (Lieb 2015, 63ff.).

Abhängig davon, wie das Kind das Miteinander der Eltern in der Paarbeziehung erlebt und bewertet, wird es diese Form der Beziehungsgestaltung integrieren oder ablehnen. So kann das positive Modell der Eltern fortgeführt werden. Bei Ablehnung hätte dies zur Folge, dass in der Auseinandersetzung ein neues Modell entwickelt werden müsste, das den eigenen Wünschen und Bedürfnissen stärker entspricht.

Wenn nun zwei Menschen als Paar zueinander finden, treffen auch deren individuelle Paarkonzepte aufeinander. Diese können zunächst eher diskrepant oder schon recht einheitlich sein. An der Stelle, an der sich die individuellen Paarkonzepte überlappen, entsteht das „gemeinsame Paarkonzept". In dieser Schnittmenge sind die gemeinsamen Annahmen, Glaubenssätze, Werte, Intentionen und Verhaltensregeln über „ihre" Paarbeziehung enthalten.

Das sich entwickelnde Paarkonzept ist etwas Neues und Einmaliges, weil dies bei jedem Paar anders ausgestaltet wird. So verleiht es dem Paar eine charakteristische Struktur des Erlebens und Verhaltens und der Repräsentation über sich als Paar.

Wie beim Paarkonzept entwickelt sich auch das individuelle Familienkonzept innerhalb der Familie aufgrund von Bindungs- und Beziehungserfahrungen. Der Begriff „Familienkonzept" meint die Annahmen, Glaubenssätze, Werte, Verhaltensregeln und Intentionen des Individuums über „Familie-Sein" in jedem einzelnen Familienmitglied.

Dieses sich entwickelnde individuelle Familienkonzept gilt es auch in der Paarbeziehung einzubeziehen, was den Beginn eines sich entwickelnden gemeinsamen Familienkonzeptes darstellt. So geht es meist um ein Aushandeln möglicher gemeinsamer Vorstellungen darüber, wie Familienleben sein könnte. Ein diesbezüglicher gemeinsamer Konsens kann dazu führen, sich für Kinder und ein Leben als Familie zu entscheiden. Ebenso kann die Entwicklung eines gemeinsamen Familienkonzeptes erst dadurch ausgelöst werden, dass es zur ungewollten oder ungeplanten Schwangerschaft kommt. Nicht nur das Paar, sondern auch die Kinder gestalten dieses Familienkonzept mit.

Als Berater oder Therapeut ist es hilfreich, sich der ständig sich gegenseitig bedingenden Gegebenheiten innerhalb einer Beziehung bewusst zu sein: Das Selbstkonzept, das individuelle Paarkonzept, das gemeinsame Paarkonzept und das individuelle und gemeinsame Familienkonzept stehen in einem ständigen Prozess der zirkulären Rückkopplung (Ziebertz 2008). Verändert sich bei dem einen Familienmitglied das Selbstkonzept, kann dies auch Einfluss auf sein individuelles Paarkonzept und Familienkonzept nehmen, was wiederum Auswirkungen auf die Inhalte des gemeinsamen Paarkonzeptes und Familienkonzeptes hat.

Dies wird im weiteren Prozess an die anderen Familienmitglieder oder den Partner rückgekoppelt, hat also Einfluss auf dessen Selbstkonzept und dessen Familienkonzept (Ziebertz 2008)(Kap. 4.2).

BEISPIEL

Dies wird zum Beispiel deutlich, wenn die Mutter innerhalb einer Familie spürt, dass sie nicht mehr bereit ist, alle Aufgaben des Haushaltes und die alleinige Kindererziehung zu übernehmen, sondern verstärkt das Bedürfnis hat, mehr Zeit für sich zu haben und sich beruflich zu entwickeln. So verändert die dadurch angestoßene Auseinandersetzung zuerst die eigene Vorstellung des individuellen Paar- und Familienkonzeptes, in dem ihr Bild von einem Familienleben, die klare Aufteilung zwischen Frau (Haushalt und Kinder) und Mann (Arbeit) nicht mehr ihrem Selbstkonzept entspricht. Diese meist zuerst stattfindende innere Auseinandersetzung führt im Idealfall dazu, dass mit dem Partner und mit der Familie ein neues Paar- und Familienkonzept ausgehandelt und entwickelt wird. Dies könnte bspw. so aussehen, dass die Mutter mehr Zeit für eigene Hobbys hat und beruflichen Interessen nachgeht, während der Mann und die Kinder sie im Haushalt unterstützen oder der Mann Bereitschaft zeigt, auch beruflich etwas zurückzutreten, um sich so mehr um die Kindererziehung zu kümmern. Diese Auseinandersetzung wird im Beratungsprozess häufig als sehr intensiv wahrgenommen und kann bspw. in einer Paarbeziehung auch als sehr bedrohlich wahrgenommen werden.

So ist gut verständlich, wie komplex die Familienmuster untereinander sein können und welche Herausforderung es ist, diese miteinander zu verstehen und der Familie transparent zu machen. Die Differenzierung zwischen Selbst-, Paar- und Familienkonzepten soll dem besseren Verständnis miteinander dienen.

4.3.3 Familiäre Inkongruenz

Andreas Renger

„Eigentlich bin ich ganz anders,
nur komme ich so selten dazu" (Ödon von Horvarth 1972).
„Du machst hier grad´ mit einem Bekanntschaft,
den ich genauso wenig kenne wie Du" (Udo Lindenberg 2002).

Ebenso wie das Konzept von Erfahrung nicht die Erfahrung selber meint, sondern eine Repräsentation der Erfahrung und damit ein Konstrukt, so meint das Familienkonzept das Konstrukt von Familie, das jedes Familienmitglied über die Familie geschaffen hat, das eben nur annähernd deckungsgleich mit der Familie ist und noch weniger deckungsgleich mit dem sein muss, was ein anderes Familienmitglied als Familienkonzept für sich geschaffen hat. Unterschiede zwischen den Familienkonzepten einzelner Familienmitglieder müssen noch nicht zu einem interpersonellen Inkongruenzerleben und schon gar nicht zu Konflikten führen. Gaylin (2009) hält die Häufigkeit und die Schwere der von der Person zu bewertenden Erfahrungen für maßgeblich für das Ausmaß, in dem diese Erfahrung das Familienkonzept von Familienmitgliedern in Frage stellt. Entscheidend ist, ob eine einlaufende Erfahrung auf diesem Weg das Selbstwertgefühl (Kap. 3.2) und damit die Selbstwertschätzung der betreffenden Personen beeinträchtigt.

Schon Rogers (1961) hat auf den umgekehrt proportionalen Zusammenhang von Inkongruenzerleben und Selbstakzeptanz hingewiesen. „Demzufolge sind Kongruenz und Selbstwertschätzung keine Synonyme aber dennoch scheinen sie eng verknüpft" (Gaylin 2009, 93, Übers. d. Verf.).

Wie Stumm und Keil (2014) ausführen, ist Inkongruenz nicht nur Folge von Abwehrprozessen, Inkongruenzerleben zieht auch Abwehrprozesse nach sich. Im familiendynamischen Kontext kann dies bei erlebter Bedrohung des eigenen Selbstwertgefühls bedeuten, dass es im Sinne einer solchen Abwehr von Selbstwertverlust zu einer Entwertung des Familienmitglieds kommen kann, das für die erlebte Bedrohung verantwortlich gemacht wird.

Erkennbar wird eine solche Dynamik hin zur interpersonellen Inkongruenz in der Familie darin, dass Kritik, Vorwürfe, Beschuldigungen, Drohungen und Ausgrenzungen zunehmen.

Inkongruenzen entstehen quasi naturhaft in der Komplexität eines engen Zusammenlebens. Dies gilt besonders für Systeme, die nicht auf Veränderungen vorbereitet sind. Viele Familien leben in der Illusion, dass ihr Leben einfach so weitergeht, gleichgültig, welche äußeren Einflüsse auf die Familie einwirken. Dies bezieht sich auch auf Ereignisse, die freudig erwartet werden (sollen!) und die als eine Affirmation des Familienkonzepts konzeptionalisiert worden sind, wie bspw. die Geburt eines Kindes. Auch sie können sich dann als Bedrohung des Selbstkonzeptes herausstellen.

O'Leary (2004) fasst mögliche Lebensereignisse zusammen, die charakteristisch für die Entstehung von Inkongruenzen in Beziehungen sind:

- Zu Beginn der Beziehung tauschte sich das Paar über die täglichen Sorgen aus. Zum Beginn der Therapie hörten sie nur noch unwillig und voller Groll den Monologen des anderen zu.
- Im Vergleich zum Beginn der Beziehung war die Partnerschaft ins Ungleichgewicht geraten: Während der eine viel Anerkennung im Berufsleben bekam, erlebte der andere Partner wenig Anerkennung durch andere Erwachsene außerhalb der Familie.
- Zu Beginn der Beziehung wurde eine asymmetrische Beziehung von beiden Seiten als entlastend und ergänzend erlebt. Nun fühlt sich ein Partner überfordert und ausgenutzt, während sich der andere bevormundet und eingeengt fühlt.
- Zu Beginn der Beziehung gab es Einverständnis darüber, dass das Paar zu der Herkunftsfamilie des einen Partners ein besseres Verhältnis hat als zu der des anderen Partners. Nun fühlt sich der eine Partner durch die Herkunftsfamilie des anderen unterdrückt, gefangen oder gegängelt.
- Zum Zeitpunkt der Geburt des ersten Kindes herrschten Idealvorstellungen von bedingungsloser Liebe dem Kind gegenüber, nun sind persönliche Kritik, Streit oder frostiges Schweigen zum vorherrschenden Ton zwischen Eltern und Kind geworden.

Die Entwicklung von Störungen in der Familie

Einen wichtigen Aspekt des Inkongruenzerlebens trägt Schmid (1992) bei, indem er der Erfahrung von Inkongruenz die Aktualisierungstendenz gegenüberstellt. Aus dem Spannungsverhältnis des Individuums, sich einerseits selbst aktualisieren „zu wollen“, und einem Bedürfnis nach Erhaltung des Selbstkonzeptes ergibt sich ein Entfremdungsprozess, in dessen Verlauf die Person sich selbst nicht mehr versteht:

> *„Diese Person ‚will' ja etwas anderes, nämlich ihr Selbst aktualisieren, das nicht mehr mit der Erfahrung in Einklang zu bringen ist. So kommt es zu einer geteilten Persönlichkeit, der Entfremdung des Menschen, der nicht mehr er selbst ist, seinen natürlichen organismischen Bewertungen der Erfahrung untreu“ (Rogers/Wood 1981, 122).*

Innerhalb der Familiendynamik kann es nun auf zweierlei Weise zu einer Entfremdung kommen:

1. Zum einen kommt es ganz analog zur Binnendynamik einer einzelnen Person zu einem Konflikt zwischen einlaufender Erfahrung und dem Familienkonzept. Die Selbsterhaltung des Familienkonzepts wird als wichtiger bewertet als die Familienaktualisierungstendenz.

Entwicklungsbestrebungen eines einzelnen Familienmitgliedes können nicht verstanden werden, d. h. nicht als Entwicklungsbedürfnisse gedeutet werden, da sie als Bedrohung des Familienkonzeptes erlebt werden. „Für Klienten bedeutet eine Veränderung im Selbstkonzept eines geliebten Familienmitglieds oft eine Bedrohung des eigenen Selbst“ (O'Leary 2012, 23, Übers. d. Verf.).

Es kommt so zu einer Entfremdung zwischen dem Protagonisten bestimmter Entwicklungsbedürfnisse und anderen Mitgliedern der Familie, die eben diese Aktualisierungstendenz als eine Bedrohung des Familienkonzeptes sehen. Es kommt zu Beschuldigungen („Nestbeschmutzer“) oder zur Ausstoßung. Findet sich eine solche Familie in einer Familientherapie wieder, stellt sie in der Regel dieses Mitglied als „Problem“ vor, Familientherapeuten hingegen sehen im „Symptomträger“ aus o.g. Gründen oft den gesündesten Teil der Familie.

2. Unter Berücksichtigung des Mentalisierungskonzeptes (Kap. 4.4.3) stellt sich oft ein anderer Verlauf dar: Das Inkongruenzerleben einer Person in der Familie kann von dieser Person (sich selbst und den anderen gegenüber) nicht symbolisiert werden. Auf diese Weise kann auch keine Mentalisierung oder aber schlimmer noch: nur eine verzerrte Mentalisierung über die inneren Zustände

dieser Person in den anderen entstehen. Die fehlende Sprache oder besser: die fehlende Begrifflichkeit über die mentalen Zustände des anderen – so die Mentalisierungstheorie – macht Angst, führt zur Vermeidung von Nähe und auf diese Weise zur Entfremdung der Mitglieder untereinander. Dies macht eine gemeinsame Familienaktualisierung unmöglich.

Es wird deutlich, dass in beiden Erklärungsansätzen die Angst das Resultat aus verhinderten Symbolisierungs- und damit Integrationsprozessen darstellt. Im einen Fall entsteht die Angst mittelbar aus der Bedrohung des Selbstkonzeptes in Folge einer Bedrohung des Familienkonzeptes, im anderen Fall aus einer unmittelbar blockierten Symbolisierung von Erleben. Auf der Beziehungsebene entspricht der Entfremdung des Individuums von sich selbst die Vermeidung von Nähe zu der Person in der Familie, die durch ihr Verhalten eine vermeintliche Bedrohung für das familiäre Konzept und letztlich für das Selbstkonzept der anderen darstellt. Ebenso wie auf der Ebene des erlebten Konfliktes im Individuum steht auch in der Familie die Aktualisierungstendenz eines Mitgliedes der Selbsterhaltungstendenz der Familie oder einzelner Mitglieder der Familie gegenüber.

Ausstoßung im weitesten Sinne ist also die am nächsten liegende Reaktion der anderen Familienmitglieder, um eine Veränderung auf der Familien-Konzeptebene zu verhindern. Ausstoßung kann in Gestalt von Beschuldigung, Kritik, Ablehnung oder Sanktionen erfolgen. Aus der ursprünglichen Angst vor Veränderung wird für ein oder mehrere Familienmitglieder eine Angst vor Ausstoßung und dem damit einhergehenden Verlust an Bindung. Die mehr oder weniger erlebte Angst dieses einen Familienmitglieds vor Verlust, verlangt nach symbolischem Ausdruck oder nach Verhaltensweisen, die diese Angst nicht ins Erleben steigen lassen. Diese Verhaltensweisen werden von den anderen Familienmitgliedern wiederum als Störung erlebt. Diese entspricht einer erneuten Störung des familiären Konzepts. Ein sich selbst verstärkender Regelkreis ist die Folge.

Auftragsklärung und Inkongruenz

Familien melden sich in der Familienberatung in aller Regel mit dem Wunsch, dass sich mindestens eine Person in der Familie verändern möge. Es ist eher selten, dass diese betreffende Person selbst den Wunsch nach Veränderung hat oder mitteilt. Der Familientherapeut ist somit von der ersten Minute an mit ineinander verschränktem Inkongruenzerleben auf den unterschiedlichen Ebenen konfrontiert: Interpersonell ist die Inkongruenz offensichtlich. Es wird eher ein Leiden am anderen formuliert. Die intraindividuelle Inkongruenz zu erleben, ja gar zu beschreiben, fällt wesentlich schwerer. Gaylin (2009) weist genau darauf hin, wenn er die Präsentation eines „indizierten Patienten" als Versuch der Familie versteht, die eigenen intraindividuellen Inkongruenzen bspw. auf der Paarebene nicht erlebbar werden zu lassen (Gaylin 2009).

Eine Auftragsklärung mit der Familie erscheint unter diesen Umständen eher schwierig und der Berater läuft schnell Gefahr, sich in seiner eigenen Ohnmacht zu verfangen und seinerseits in ein Inkongruenzerleben zu geraten: Teilt er mit den anderen Familienmitgliedern die Sichtweise von der „Behandlungsbedürftigkeit" des einen Mitgliedes oder solidarisiert er sich mit dem indizierten Patienten gegen den Rest der Familie oder ist er nur mit der Frage beschäftigt, „wo sich das Problem wirklich" befindet? Gleich zwei der Grundbedingungen von Rogers scheinen hier gefährdet:

- Kann überhaupt ein hilfreicher Prozess in Gang kommen, wenn die Inkongruenz nur als Familieninkongruenz erkennbar wird, nicht aber als intrapersonelle Inkongruenz (denn das meint ja die zweite Bedingung von Rogers; vgl. Kap 3.1, 3.4 und 3.5)?
- Und wie kann sich der Therapeut seine Kongruenz angesichts einer solch unübersichtlichen Auftragslage bewahren?

Gaylin (2009) vertraut hier ganz darauf, dass das eigene Inkongruenzerleben allmählich an die Oberfläche treten und erfahrbar werden kann, wenn jedes Familienmitglied nach und nach Vertrauen zu dem Therapeuten und seiner nicht verurteilenden und wertschätzenden Haltung entwickeln kann.

Schwieriger erscheinen Situationen, in denen das Inkongruenzerleben nur auf der Ebene des sozialen Umfeldes (Kap. 4.2), nicht aber innerhalb der Familie auszumachen ist.

Dies ist beispielsweise in den meisten Fällen eines unfreiwilligen Beratungskontextes zu erwarten: Das delinquente Verhalten des 14-jährigen Schülers scheint in bestimmten Fällen in keinem Widerspruch zum Familienkonzept zu stehen, wohl aber zu einem Konzept der Schule, zumindest aber zu deren Schulordnung.

Systemische oder lösungsorientierte Ansätze suchen den Weg aus dem Dilemma, indem sie den tatsächlich erlebbaren Leidensdruck einer solchen Familie aufgreifen. Fühlt sich eine solche Familie durch Behörden oder Schule kontrolliert oder bevormundet, lautet das Angebot: „Wie kann ich Ihnen helfen, das Jugendamt wieder loszuwerden?" (Conen/Cecchin 2018). Aus personzentrierter Sicht können Berater und Therapeuten auf diese Weise die Familie ernst nehmen, indem sie deren Bezugsrahmen aufgreifen und damit zugleich die durch den Zwangskontext entstandene Inkongruenz, die in diesem Falle auch ein Inkongruenzerleben des Familientherapeuten sein muss, aufheben.

Die Problematik steht ganz offensichtlich im Zusammenhang mit dem Begriff des „Auftrags", der eher in Wirtschaftsbeziehungen oder in Dienstleistungsverhältnissen eine Rolle spielt und der der Rolle eines Personzentrierten Therapeuten (Kap. 5.5) nicht angemessen erscheint. Sehr wohl ist es wichtig, dass der Therapeut die Wünsche, Bedürfnisse und Erwartungen jeder einzelnen Person gut kennt und versteht. Versteht er sie allerdings als „Auftrag" und damit die Beziehung implizit als eine Subjekt—Objekt-Beziehung, ist es ihm kaum noch möglich, Facilitator, Moderator, Gastgeber oder Übersetzer zu sein.

4.4 Modelle der Fortentwicklung der Personzentrierten Familientherapie und -beratung

Ulrike Hollick

Die im Folgenden beschriebenen Themen und Theorien zu Bindung, Resilienz, Mentalisieren und Systemtheorie entsprechen aktuellen Erkenntnissen, die einerseits aus unserer Sicht eine wichtige Rolle in Familien spielen, andererseits aber auch jeweils einen möglichen Fokus darstellen, unter welchem die PZFT/PZFB bzw. die Familie jeweils in den Blick genommen werden kann.

Sie sind quasi eine Brille, durch die wir auf Familien schauen können und die es ermöglicht, Schwerpunkte zu setzen, neue Zusammenhänge zu erkennen und den Familien einen anderen Zugang zu ihrem Miteinander anzubieten, aber auch die Wirkweisen innerhalb der Beratung und Therapie unter diesem Aspekt zu betrachten.

Dabei ist es primär die Aufgabe des Personzentrierten Beraters oder Therapeuten, die jeweilige Brille aufzusetzen und die Familienmitglieder ab und an einmal hindurchschauen zu lassen, ihnen damit eine neue Perspektive zu ermöglichen und den Blickwinkel auf Prozesse zu lenken, die im Hintergrund der familiären Interaktion wirksam sind.

4.4.1 Die Bindungstheorie

Ulrike Hollick

„Bindung ist das gefühlsgetragene Band, das eine Person zu einer anderen spezifischen Person anknüpft, und das sie über Raum und Zeit miteinander verbindet" (John Bowlby 1979 in Brisch et al. 2009, 35).

Jeder Mensch hat ein angeborenes Bedürfnis nach engen intensiven Beziehungen. Jedoch sind Beziehungen nicht gleichzusetzen mit dem, was die Bindungsforschung unter Bindung versteht, auch wenn diese einen erheblichen Einfluss auf das Gelingen von Beziehungen hat.

John Bowlby (1907-1990), der Begründer der Bindungstheorie, stellte die Hypothese auf, dass eine Beeinträchtigung der frühen Mutter-Kind-Beziehung einen entscheidenden Einfluss auf das Risiko des Kindes hat, später psychische

Störungen zu entwickeln (z. B. Bowlby 2014). Seine Schülerin Mary Ainsworth (1913-1999) versuchte in ihren Forschungen, die Auswirkungen von frühen Mutter-Kind-Trennungen im „Fremde-Situation-Test“ zu erfassen, und teilte die von ihr beobachteten kindlichen Reaktionsweisen in drei verschiedene Bindungstypen ein, die später noch durch eine vierte ergänzt wurden: Demnach verfügen etwa

- 60% aller Kinder in Deutschland über einen sicheren Bindungsstil (B),
- 20% sind unsicher-vermeidend gebunden (A),
- 10% weisen ein unsicher-ambivalentes Bindungsmuster auf (C) und
- weitere 5-10% der Kinder sind desorganisiert gebunden (D) (Brisch 2018).

Dabei stellt der sichere Bindungsstil (B) eine wichtige Ressource bzw. einen Schutzfaktor dar, während ein unsicheres Bindungsmuster (A und C) als ein Risikofaktor angesehen werden kann.

Kinder, die desorganisiert gebunden sind (D), weisen bereits eine beginnende Pathologie auf. Bei 3-5% der Kinder spricht man von einer ausgeprägten Bindungsstörung (Brisch 2015a).

Wie aber kommt es zu den unterschiedlichen Bindungsmustern und was zeichnet sie aus? Das Bindungsbedürfnis ist ein biologisches Grundbedürfnis und hat die Funktion, dem Kind Schutz und Sicherheit zu geben. In Stresssituationen wird eine Bindungsperson als externe Hilfe zur Emotionsregulation benötigt und ein entsprechendes Bindungsverhalten, wie z. B. Weinen, wird aktiviert, um die passende Unterstützung zu erfahren. Die Reaktion darauf ist jeweils von Person zu Person unterschiedlich und somit ist Bindung als eine personenspezifische emotionalen Bezogenheit des Kindes zu seinen Bezugspersonen zu verstehen.

Die Signale, die zur Bindungsentwicklung nötig sind, gehen vom Kind aus und werden von der Bezugsperson entsprechend beantwortet. Dabei spielen durchaus autonome, auch rein physiologische Abläufe, wie z. B. die Ausschüttung des Bindungshormons Oxytocin beim Anblick eines Säuglings und bei haltgebendem Körperkontakt eine Rolle. Vor allem aber hängt die Entwicklung der Bindung davon ab, wie Eltern, bzw. die primäre Bezugsperson, auf die Signale eines Kindes v.a. innerhalb des ersten Lebensjahres eingehen. Etwa ab dem 2. Lebensjahr hat das Kind durch die gemachten Bindungserfahrungen eine Bindungsrepräsentation entwickelt, so dass eine entsprechende Einschätzung des Bindungsstils erfolgen kann.

Für das elterliche Verhalten ausschlaggebend ist ihre Feinfühligkeit (Ziegenhain et al. 2016), bei der es darum geht, die kindlichen Signale wahrzunehmen, sie richtig zu interpretieren, sowie prompt, verlässlich, regelmäßig und angemessen auf sie zu reagieren. Dabei spielen auch Aspekte der Mentalisierung (Kap. 4.4.3), der Passung (d. h. wie Eltern und Kind in ihren Persönlichkeitseigenschaften, wie z. B. dem Temperament, zusammenpassen) und Reziprozität (des aufeinander Bezogenseins) eine Rolle.

Erst, wenn das Bedürfnis des Kindes nach Sicherheit und Bindung ernst genommen und befriedigt ist, ist das Kind in der Lage, sich wieder zu öffnen, neuen Dingen zuzuwenden und seine Umgebung zu explorieren.

Die Bindungsqualität ist damit abhängig von den Interaktionserfahrungen mit den relevanten Bezugspersonen. Abhängig davon, welche Erfahrungen ein Kind in Belastungssituationen macht und wie auf seine Bedürfnisse eingegangen wird, entsteht ein inneres Abbild bzw. Arbeitsmodell dessen, welche Reaktion ein Kind von seinen Bezugspersonen erwartet. Dabei wählt das Kind im Laufe der Zeit reaktiv seine primäre Bindungsperson aus, bei der es möglichst gut versorgt ist. Das Bindungsmuster, das sich daraufhin ausbildet, bedeutet also die bestmögliche Adaptation an die jeweils zu erwartende Antwort der Erwachsenen.

Sicheres Bindungsmuster (B). Reagieren Eltern konsistent feinfühlig und vorhersagbar auf das Sicherheitsbedürfnis ihres Kindes, so kann es einen sicheren Bindungsstil (B) entwickeln. Es kann seine Gefühle zeigen, um Hilfe bitten und sich darauf verlassen, bei den Eltern die Unterstützung und Sicherheit (aber auch Ermutigung und Anregung) zu bekommen, die es braucht. Damit ist sein Bindungssystem rasch beruhigt und es kann schnell wieder in eine so sichere Verfassung kommen, dass das Explorationssystem wieder aktiviert werden kann.

Kinder mit einem sicheren Bindungsstil verhalten sich daher in aller Regel situationsangemessen und flexibel. Sie sind in der Lage, über ihre eigenen Emotionen zu sprechen und können sich auch gut in andere Menschen hineinversetzen. Im Laufe ihres Lebens verfügen sie in aller Regel im Vergleich zu anderen über engere Peerbeziehungen, adäquateres Sozialverhalten, eine bessere kognitive Entwicklung und Konzentrationsfähigkeit, sie sind selbstbewusster und weniger anfällig für psychische Erkrankungen.

Unsicher-vermeidendes Bindungsmuster (A). Wenn Eltern nicht feinfühlig auf ihr Kind eingehen und überhöhte Selbständigkeitsanforderungen an es stellen, bzw. die Exploration mehr in den Vordergrund stellen als die Sicherheit, wird das Bindungsbedürfnis des Kindes nicht beruhigt. Als Folge davon werden Emotionen unterdrückt, bindungsrelevante Gefühle vermieden und es entsteht ein unsicher vermeidendes Bindungsmuster (A). Solche Kinder werden häufig als sehr angepasst und selbständig erlebt, tatsächlich jedoch weisen sie die höchsten Stressparameter auf wie z. B. Kortisolwerte im Blut. Damit haben diese Kinder ein hohes Risiko, zu erkranken und psychische Symptome zu entwickeln. Da es ihnen schwer fällt, um Hilfe zu bitten, und sie ihre Gefühle häufig selbst nicht mehr wahrnehmen, besteht v.a. eine Tendenz zu psychosomatischen Erkrankungen sowie Depression.

Unsicher-ambivalentes Bindungsmuster (C). Dieses Muster entsteht dann, wenn Eltern nicht in der Lage sind, verlässlich die Bedürfnisse ihres Kindes zu versorgen; die Fürsorge ist inkonsistent. Da das Kind sich nicht darauf verlassen kann, dass auf seine Signale zuverlässig eine angemessene Reaktion erfolgt und es entsprechend versorgt wird, verhält es sich höchst funktional: Es übersteigert sein Bindungsverhalten, sodass die Wahrscheinlichkeit einer Versorgung und damit Beruhigung des Bindungssystems erhöht wird. Im Verhalten wirken solche Kinder deshalb häufig sehr hilfsbedürftig, in ihrem Schmerz übertrieben, es herrscht eine große Abhängigkeit, ein großer Wunsch des Kindes nach Nähe und gleichzeitig eine fehlende Abgrenzung und Gefühlsüberflutung.

Unsichere Bindungserfahrungen haben zur Folge, dass sich unsichere Bindungsrepräsentationen herausbilden. Damit entsteht wiederum eine fragile Selbstrepräsentanz und damit einhergehend eine größere Anfälligkeit bzgl. Belastungen.

Wichtig dabei ist zu betonen, dass Eltern immer so gut wie möglich auf ihre Kinder eingehen und es nicht schlimm ist, wenn sie in einzelnen Situationen von einer sonst guten Versorgung abweichen. Trotz aller Bemühungen kann sich jedoch ein unsicherer Bindungsstil entwickeln, weil Eltern aus verschiedensten Gründen, wie z. B. einer eigenen Erkrankung, Überlastung durch ein krankes Geschwisterkind oder andere psychosoziale Belastungsfaktoren emotional nicht ausreichend zur Verfügung stehen können. Das vermeidende oder ambivalente Bindungsmuster ist für solche Kinder dann funktional und individuell sinnvoll, d. h. das Muster, mit dem sie unter den gegebenen Bedingungen den größtmöglichen Erfolg erzielen und so am besten in ihrem Leben zurechtkommen. Diese beiden Bindungsstile bringen durchaus auch Vorteile mit sich, die unter Umständen sogar zu einer Ressource werden können, wie z. B. Selbständigkeit, sich auf die eigenen Fähigkeiten verlassen zu können und Schutz vor affektiver Überflutung (A) bzw. keine Scheu davor zu haben, andere um Hilfe zu bitten und sich damit leichter Unterstützung verschaffen zu können (C).

Desorganisiertes Bindungsmuster (D). Bei Kindern, die z. B. Gewalterfahrungen machen und Angst vor den Bezugspersonen haben, entwickelt sich i.d.R. eine hochunsichere Bindung mit einem Zusammenbruch der Bindungsstrategie (D). Dies zeigt sich in Stresssituationen (z. B. „Fremde-Situation-Test"): Es ist kein klares Ziel im Verhalten erkennbar (Erstarren, widersprüchliches Verhalten, Stereotypien) und es zeigt sich häufig ein Annährungs-Vermeidungskonflikt. Dies ist deshalb so tragisch, weil ja die Bindungsperson eigentlich Sicherheit geben soll. Wenn das Kind aber gerade durch die Bindungsperson gefährdet ist, bricht damit das Schutzsystem des Kindes zusammen, was dramatische Auswirkungen auf die weitere Entwicklung des Kindes hat. Ein solches Kind kann keine wirksame Strategie entwickeln, um sein Bindungsbedürfnis zu befriedigen. Es hat deshalb i.d.R. auch in anderen Zusammenhängen, wie z. B. in Kindergarten und Schule, Schwierigkeiten, neue soziale Kontakte einzugehen, zeigt ein unsicheres Auftreten, hilflose Handlungsstrategien, aggressives Verhalten sowie eine größere Vulnerabilität. Bei Kindern,

- die multiplen Traumatisierungen durch ihre Bindungspersonen,
- sexueller oder körperlicher Gewalt,
- massiver emotionaler Vernachlässigung oder
- häufig wechselnden Bezugssystemen ausgesetzt sind und damit multiple Verluste erleben mussten,

besteht die Gefahr, dass sich eine Bindungsstörung entwickelt. Dies ist jedoch laut Brisch (2015a) als eine eigene Kategorie zu werten.

Studien zeigen, dass ein Zusammenhang besteht zwischen der Bindungsrepräsentation der Eltern mit ihren Eltern, ihrer elterlichen Feinfühligkeit und dem kindlichen Bindungsverhalten. Das einmal erworbene Bindungsmuster ist über die Lebensspanne hinweg relativ stabil, 50% der Erwachsenen weisen noch das selbe Bindungsmuster auf wie in der Kindheit (Brisch 2015a). Andererseits bedeutet dies auch, dass bei den anderen 50% eine Veränderung im Bindungsstil erfolgt, und dies kann in beiderlei Richtungen geschehen: Macht ein Mensch langfristig und wiederholt schlechte Bindungserfahrungen, so verändert sich sein Bindungsmuster hin zu einem weniger sicheren. Kann er andererseits auf stabile sichere Bindungspartner zurückgreifen, so verändern sich auch Personen mit desorganisierten und unsicheren Bindungsstilen hin zu sicherer gebundenen Menschen. Dies setzt zwar einen intensiven langfristigen Prozess voraus, macht jedoch Hoffnung, dass z. B. ein enger, begleitender therapeutischer Bezugsrahmen durchaus nachhaltige Veränderungen auch auf der Repräsentationsebene ermöglichen kann.

Bei Erwachsenen spricht man im Zusammenhang von Bindung auch von sicher, abweisend, ängstlich und besitzergreifend (Schneewind 2010). Diese Bezeichnungen beschreiben die gleichen Bindungstypen wie bei den Kindern, machen jedoch deutlicher, wie diese Menschen auf ihr Gegenüber wirken.

Wichtig zu wissen ist, dass 75% der Kinder den gleichen Bindungsstil aufweisen wie ihre Mütter, bei Vätern liegt die Übereinstimmung bei 65%. Dies ist v.a. im Hinblick auf desorganisiert gebundene Eltern wichtig, da sie ihren Bindungsstil, sofern sie nicht ihre eigenen Traumata verarbeitet haben, an ihre Kinder weitergeben. Bei psychisch auffälligen Erwachsenen ist der gegenwärtige, erworbene Bindungsstil als Risikofaktor relevanter als der ursprüngliche.

Um den jeweiligen Bindungsstil festzustellen, gibt es verschiedene diagnostische Instrumente. Diese hier vorzustellen, würde den Rahmen sprengen. Das Wissen um den jeweiligen Bindungsstil eines Familienmitgliedes in der PZFT ist jedoch ausgesprochen hilfreich. Zum einen ermöglicht es dem Therapeuten, die jeweiligen Mechanismen besser zu verstehen und auf sie eingehen zu können. Zum anderen können die Beziehungen der Familienmitglieder untereinander unter diesem Aspekt beleuchtet werden, und dies kann zu einem vertieften Verständnis der Bedürfnisse der einzelnen sowie der Interaktionen beitragen.

Dabei ist es von großer Bedeutung, dass auch der Berater oder Therapeut sich seines eigenen Bindungsmusters bewusst ist und registriert, wenn dieses aktiviert wird und welche jeweiligen Einflüsse daraus resultieren.

Gerade zu Beginn einer Familientherapie oder —beratung ist davon auszugehen, dass sowohl die Begegnung mit einer fremden Person, nämlich der des Beraters oder Therapeuten, als auch die Auseinandersetzung mit der Thematik, wegen der die Familie kommt, bereits eine stressauslösende Bedingung darstellt. Daher ist es von enormer Wichtigkeit, über die Beruhigung des Bindungssystems möglichst schnell Sicherheit herzustellen. Hier geschieht nun etwas Bemerkenswertes:

Bei einem Kind kann man im Hinblick auf sein Bindungs- bzw. Explorationsbedürfnis das Bild einer Wippe heranziehen: Erst, wenn das Bindungsbedürfnis befriedigt ist, sich also quasi diese Seite der Wippe unten befindet, kann die andere Seite der Wippe, das Explorationsbedürfnis, nach oben gehen.

Dies ist bei den Eltern nicht anders. Wenn nun in der Familientherapie beide, Eltern und Kind, anwesend sind, lässt sich häufig beobachten, dass quasi eine „Doppelwippe“ entsteht: Je sicherer sich die Eltern fühlen, umso leichter gelingt es ihnen, auch ihrem Kind Sicherheit zu vermitteln. Dieser Prozess geschieht jedoch auch andersherum: Häufig sind es ja die Kinder, die aufgrund einer Symptomatik oder immer wiederkehrender Konflikte eine Familie dazu veranlassen, eine Familientherapie zu beginnen. Wenn es gelingt, dass die Kinder sich im Kontakt mit dem Berater oder Therapeuten sicher fühlen, bewirkt dies auch eine größere Sicherheit bei den Eltern und damit einen intensiveren Zugang zu beiden und dadurch eine größere Wirksamkeit.

Häufig sind psychosoziale Belastungen der Grund, warum Familien in die Beratung oder Therapie kommen. Dies können z.B. akute Belastungen wie traumatische Erlebnisse oder Beziehungsabbrüche und Krisen sein; oder aber Lebenssituationen, die Veränderungen mit sich bringen, wie Kindergarteneintritt, Wechsel des Arbeitsplatzes oder Umzug, die eine Anpassung aller Beteiligten erfordern. Häufig führen jedoch auch länger anhaltende Belastungen wie Armut, Arbeitslosigkeit, Erkrankungen, Streitigkeiten oder Flucht dazu, dass eine PZFT/PZFB in Anspruch genommen wird. Durch die Belastungen ausgelöst steigt sowohl bei den beteiligten Eltern als auch bei den Kindern das Bindungsbedürfnis, was zusätzlich einen Einfluss auf die gegenseitigen Beziehungen hat.

Je nach Alter der Kinder variieren die Aufgaben, die die Eltern bzgl. der bindungsrelevanten Entwicklungsthemen der Kinder haben.

Die Bindungserfahrungen, die in der Herkunftsfamilie gemacht werden, haben jedoch nicht nur einen Einfluss auf die Beziehungsgestaltung mit den Kindern, sondern auch auf die Paarbeziehung. So werden sicher gebundene Eltern weniger Paarkonflikte miteinander haben, was sich wiederum positiv auf das Familienklima auswirken wird.

Eine sichere Bindung ist ein Prädiktor für Selbstvertrauen und Soziale Kompetenz, Konfliktlösefähigkeit und damit bedeutsam für das familiäre, wie auch das gesellschaftliche Miteinander, denn die Bindung prägt auch soziale Beziehungen in anderen Kontexten wie Kindergarten, Schule, Peers, Arbeitswelt und später wiederum den eigenen Erziehungsstil.

Umgekehrt haben psychosoziale Belastungsfaktoren und ungenügende Ressourcen (materiell und psychisch) wie Stresseffekte und Armut einen negativen Einfluss auf das Selbstwertgefühl und beeinflussen dadurch indirekt negativ die Bindungsrepräsentationen.

Je sicherer Eltern in ihren eigenen Bindungsrepräsentationen sind, umso leichter fällt es ihnen, diese auch an ihre Kinder zu vermitteln. Jedoch können auch nicht sicher gebundene Eltern so auf ihre Kinder eingehen, dass diese eine sichere Bindung entwickeln können. Dazu ist es notwendig, dass Eltern über die entsprechenden Ressourcen verfügen, innere und äußere Sicherheit erleben und ihre eigene Biografie, wie auch ihr aktuelles Erziehungsverhalten reflektieren. Hier kann zusätzlich eine entsprechende Psychoedukation sowie eine konkrete Anleitung und Unterstützung in der Interaktionsgestaltung wie z.B. in BEBI – Kursen (Begleitete Eltern-Baby-Interaktion, Hollick 2015) oder im SAFE-Programm (**S**ichere **A**usbildung **f**ür **E**ltern, Brisch 2010) hilfreich sein. Dabei dient die Bindung zum Therapeuten quasi als eine Brücke, um nachträglich korrigierende emotionale und sichere Beziehungserfahrungen machen zu können.

Im Laufe der PZFT kommen daher dem Therapeuten verschiedene bindungsrelevante Aufgaben zu (Kap. 5.5). Er bringt seine Zuwendung gegenüber den einzelnen Familienmitgliedern so zum Ausdruck, dass er als präsent wahrgenommen wird, und stellt in seiner Haltung eine verlässliche psychische Basis, quasi einen „Sicheren Hafen" dar („Secure Base"). Erst auf dieser Grundlage kann sich eine sichere Bindungsbeziehung auch in der Therapie entwickeln. Es ist ebenso Aufgabe des Therapeuten, Kindern in der Therapie ein Spielverhalten zu ermöglichen, das in direkter gemeinsamer Interaktion und auch im Symbolspiel den Ausdruck bindungsrelevanter Inhalte aus erlebten Beziehungserfahrungen erleichtert und diese damit bewusster und bearbeitbar werden. Dadurch ermöglicht der Therapeut neue, sichere Bindungserfahrungen, sodass eine sicherere Bindungsrepräsentation aufgebaut wird. Dabei ist noch umstritten, ob diese neuen Bindungsrepräsentationen die alten, unsicheren ersetzen, oder ob sie nebeneinander bestehen und je nach Bindungsperson auf beide zurückgegriffen werden kann.

Es ist hilfreich, den jeweiligen Bindungsstil der einzelnen Familienmitglieder zu berücksichtigen, da diese jeweils ein spezifisches Vorgehen des Therapeuten erfordern. Um dies passgenau abstimmen zu können, sei auf die entsprechende Weiterbildung und Literatur verwiesen.

Zusammenfassend lässt sich angelehnt an Bowlby sagen, dass es die Aufgabe des Therapeuten in der PZFT ist, dass er als sichere Basis und sicherer Hafen für die Familie zur Verfügung steht, um sie in ihrer Selbstexploration zu unterstützen. Der Therapeut regt zur Reflexion über Bindungsrepräsentationen in gegenwärtigen wichtigen Beziehungen an, v.a. innerhalb der Familie. Die therapeutische Beziehung wird vor dem Hintergrund der Bindungsrepräsentanzen der Familienmitglieder reflektiert und deren Zusammenhang mit der aktuellen Situation betrachtet und hinterfragt. Das Ziel ist im Hinblick auf die Erwachsenen, diese in ihrer Fähigkeit zu unterstützen, den Kindern in ihrem Bindungsbedürfnis sicher begegnen zu können, und im Hinblick auf die Kinder, zu größerer Sicherheit in ihren Bindungsrepräsentationen beizutragen. Dies kann in der PZFT dadurch erreicht werden, dass der Fokus weniger auf Konflikte gerichtet wird, sondern stärker bindungsrelevante Themen innerhalb der Familie stärker in den Blick genommen werden. Dadurch, dass möglicherweise nicht erfahrene Sicherheit betrauert wird und das Bedürfnis nach ebendieser eingestanden werden kann, ist es im Rahmen der sicheren Beziehung zum Therapeuten und der neugestalteten innerfamiliären Beziehungen möglich, nachträglich zu einer erworbenen Sicherheit („Earned Secure Base") zu gelangen.

Am Ende einer jeden Therapie steht die Gestaltung des Abschieds. Da Trennung ein wichtiges, bindungsrelevantes Thema ist, sollte in der Endphase besonders beachtet werden, dass alle Beteiligten den Abschied mitgestalten können und ein Weg gefunden wird, sich voneinander zu verabschieden, ohne dies als Beziehungsabbruch zu erleben (Hüsson 2012). Auch für den Therapeuten bedeutet das Therapieende einen Abschied, sodass er auch auf seine eigene Verarbeitung und einen bewussten Umgang mit eigenen Bindungsanteilen und Gegenübertragungsprozessen achten sollte (Brisch 2015b). Er darf nicht die Autonomiebestrebungen der Klienten behindern und dies gelingt umso besser, je stabiler das soziale Netz des Therapeuten selbst ist.

4.4.2 Resilienz

Torsten Ziebertz und Maria Lieb

Der Forschungsansatz, der sich mit der Frage beschäftigt, wie Menschen widrige Umstände gesund überstehen können, nennt sich Resilienzforschung. Das Konzept der Resilienz, also der psychischen Widerstandskraft, hat seinen Ursprung in der Entwicklungspsychologie und gewinnt in pädagogischer Forschung, Theorie und Praxis zunehmend an Bedeutung (Fröhlich-Gildhoff/Rönnau-Böse 2015).

Dieser Ansatz ist vergleichsweise neu, denn bis zu den 1990er Jahren hat sich die Forschung hauptsächlich mit dem Konstrukt „Krankheit" beschäftigt. Welche Ursachen und Bedingungen lassen Krankheiten entstehen und wie kann man sie wieder heilen, waren die hier gestellten Fragen. Diese Sichtweise klammerte das Konstrukt „Gesundheit" als eigenständig völlig aus. Gesundheit galt schlichtweg als Abwesenheit von Krankheit.

Seit dieser Zeit hat sich in den Human-, Gesundheits-, und Sozialwissenschaften ein Wandel vollzogen. Ohne der Krankheitsforschung (Pathogenese) ihre Legitimation zu nehmen, wurde sie nun ergänzt durch Ansätze der

- Gesundheitsforschung,
- Resilienzforschung (Werner 2008; Wustmann 2004; Welter-Enderlin/Hildenbrand 2008),
- Salutogenese (Antonovsky 1997),
- Empowerment (Herriger 2010),
- Coping (Kieselbach et al. 2009).

Diese Ansätze erforschen, welche Faktoren die körperliche und seelische Gesundheit eines Menschen erhalten.

Begriffsbestimmung

Der Begriff „Resilienz“ kommt vom englischen „resilience“ und bedeutet „Spannkraft, Widerstandsfähigkeit, Elastizität“. Resilienz, bzw. resilientes Verhalten ist immer an zwei Bedingungen geknüpft:

- „Es besteht eine Risikosituation bzw. ein Stressor für die gesunde Entwicklung eines Menschen.
- Das Individuum bewältigt diese positiv“ (Fröhlich-Gildhoff/Rönnau-Böse 2015, 10).

Resilienz ist keine (einzig und allein) angeborene Persönlichkeitseigenschaft, sondern entwickelt sich in einem Austausch mit der Umwelt des Kindes. Resilienz verändert sich also im Laufe des Lebens und bleibt nie statisch. Rosmarie Welter-Enderlin berücksichtigt in ihrer Definition diese Entwicklungsperspektive:

DEFINITION

„Unter Resilienz wird die Fähigkeit von Menschen verstanden, Krisen im Lebenszyklus unter Rückgriff auf persönliche und sozial vermittelte Ressourcen zu meistern und als Anlass für Entwicklung zu nutzen“ (Welter-Enderlin/Hildenbrand 2008, 13).

In dieser Definition wird auch gleichzeitig auf die große Bedeutung der sozialen Ressourcen, die durch die Umwelt vermittelt werden, hingewiesen.

Resilienz meint nicht, dass ein Kind durch ein belastendes Lebensereignis (z. B. Trennung der Eltern) ohne jegliche emotionale Beteiligung wie Trauer und Angst geht. Die Annahme einer absoluten Unverwundbarkeit wäre illusorisch und falsch. So durchlebt das resiliente Kind nach einer Krise auch Trauer und Angst, kämpft sich aber hindurch, beendet diesen Prozess nach „angemessener“ Zeit und führt wieder ein subjektiv glücklich empfundenes Leben – wenn auch vielleicht nicht auf dem gleichen qualitativen Niveau wie früher (vielleicht aber sogar gestärkt).

Dagegen verweilt das nicht-resiliente Kind chronisch in dem Zustand von Trauer und Angst und entwickelt negative Stressfolgen (z. B. Verhaltensauffälligkeiten, psycho-somatische Störungen, Abbruch sozialer Kontakte usw.).

Der Kern der Resilienzforschung ist das Risiko- und Schutzfaktorenkonzept.

Risiko- und Schutzfaktorenkonzept

In der Entwicklungspsychologie (und benachbarten Disziplinen) wird heute nicht mehr nur auf schädigende Einflüsse auf den Menschen (Risikofaktoren) geschaut, sondern auch auf schützende Einflüsse (Schutzfaktoren) geachtet (Lösel/Bender 2008; Wustmann 2004).

Diese Faktoren können auf personaler und umweltbedingter Ebene Einfluss nehmen, wobei sich diese Ebenen gegenseitig beeinflussen.

DEFINITION

„Risikofaktoren werden als krankheitsbegünstigende, risikoerhöhende und entwicklungshemmende Merkmale definiert, von denen potentiell eine Gefährdung der gesunden Entwicklung des Kindes ausgeht“ (Holtmann/Schmidt 2004, zit. nach Fröhlich-Gildhoff/Rönnau-Böse 2015, 21).

Risikofaktoren lassen sich in biologisch begründete Faktoren, wie z. B. chronische Erkrankungen und in psychosoziale Risiken unterteilen. Nachfolgend eine exemplarische Übersicht über Risikofaktoren, die sich auf psychosoziale Merkmale beziehen:

- Chronische Armut und niedriger sozioökonomischer Status
- Aversives Wohnumfeld
- Elterliche Trennung und Scheidung
- Psychische Störungen der Eltern
- Niedriges Bildungsniveau der Eltern
- Erziehungsdefizite
- Elternschaft vor dem 18. Lebensjahr
- Mehr als vier Geschwister
- Häufige Umzüge/Schulwechsel (Wustmann 2004, 38f.)

Heute wird davon ausgegangen, dass biologische Risiken mit steigendem Alter an Bedeutung verlieren, aber psychosoziale Risiken an Einfluss gewinnen (Wustmann 2004, 36ff.).

Risikofaktoren treten selten einzeln auf, sondern häufiger in Kombinationen. Je mehr Risikofaktoren auf ein Kind einwirken, umso größer ist die Wahrscheinlichkeit einer Entwicklungsbeeinträchtigung. Welche Auswirkungen negative Erfahrungen haben können, hängt zudem von der eigenen, subjektiven Bewertung der Risikobelastung ab. Wie eine Risikosituation beurteilt wird, liegt letztlich in der Perspektive des betroffenen Menschen oder der Familie, weswegen Risikosituationen nicht zu quantifizieren, sondern nur zu qualifizieren sind.

Als besonders schwerwiegende Risikofaktoren sind traumatische Erlebnisse wie Gewalttaten, sexueller Missbrauch, Kriegserlebnisse, Naturkatastrophen usw. zu werten.

DEFINITION

Schutzfaktoren sind risikomildernde bzw. schützende Bedingungen und können als psychische Merkmale des einzelnen Menschen, oder aber Eigenschaften der sozialen Umwelt verstanden werden, die die Auftrittswahrscheinlichkeit eines gesunden Ergebnisses erhöhen (Rutter 1990, zit. nach Wustmann 2004, 44).

Hiermit ist nicht nur das Fehlen von Risikofaktoren gemeint, sondern Schutzfaktoren sind eigenständige Qualitäten, die vorhandene Risikofaktoren zumindest teilweise ausgleichen können.

Schutzfaktoren werden in personale, familiäre und umweltbedingte Einflüsse unterschieden, welche sich ebenfalls gegenseitig beeinflussen.

Nach Laucht et al. (1999) können die Schutzfaktoren eines Menschen in personale, familiäre und außerfamiliäre Ressourcen aufgeteilt werden:

Personale Ressourcen:

- Weibliches Geschlecht (nur in der Kindheit)
- Erstgeburt
- Positives Temperament (flexibel, aktiv, offen)
- Positives Selbstwertgefühl
- Normale bis erhöhte Intelligenz
- Positives Sozialverhalten mit sozialer Attraktivität

- Selbstwirksamkeit (selbstwirksame Kinder tragen die Überzeugung in sich, mit ihrem Handeln Einfluss auf ihre [soziale] Umwelt ausüben zu können.)

Familiäre Ressourcen:

- Sichere Bindung zu mindestens einer Bezugsperson, die emotional stabil ist und sensibel auf die Bedürfnisse des Kindes eingeht
- Offenes und unterstützendes Erziehungsklima
- Familiärer Zusammenhalt
- Modelle positiver Bewältigung

Außerfamiliäre soziale Ressourcen:

- Soziale Unterstützung
- Positive Freundschaftsbeziehungen
- Positive Schul- oder Kindergartenerfahrungen

Verschiedene Risiko- und Schutzfaktoren wirken gleichzeitig auf das Kind ein. Die Risikofaktoren haben eine potentiell verschlechternde Wirkung und die Schutzfaktoren eine potentiell verbessernde Wirkung. Im Idealfall überwiegen (besonders qualitativ) die Schutzfaktoren und ermöglichen dem Kind ein positives Entwicklungsergebnis.

Zusammenfassend kann gesagt werden, dass sich Risiko- und Schutzfaktoren gegenseitig beeinflussen und sogar „die Seiten wechseln" können. So ist beispielsweise in einer gesunden Familie der familiäre Zusammenhalt ein Schutzfaktor, in gewalttätigen Familien ist er jedoch ein Risikofaktor.

Resilienz und Personzentrierter Ansatz

Unserer Einschätzung nach existieren viele Parallelen zwischen dem Resilienzkonzept und dem Personzentrierten Ansatz, die im Folgenden genannt werden.

Resilienz und Aktualisierungstendenz. Der Personzentrierte Ansatz und das Resilienzkonzept gehen davon aus, dass der Mensch die angeborene Tendenz besitzt, zu wachsen, sich zu entfalten und Krisen meistern zu können. Beide Ansätze betonen dabei, dass dies nicht gänzlich alleine gelingt, sondern dass der Mensch auf entwicklungsförderliche andere Menschen angewiesen ist.

Bedeutung der Beziehung. Die Resilienzforschung hat vielfach belegt, dass eine wertschätzende, vertrauensvolle Beziehung zu einem anderen Menschen ein bedeutungsvoller Schutzfaktor ist. Die Personzentrierte Beratung und Therapie stellt ebenso die von bedingungsfreier positiver Beachtung, Empathie und Kongruenz geprägte Beziehung zwischen Therapeut und Klient in den Mittelpunkt ihres Ansatzes (Fröhlich-Gildhoff/Rönnau-Böse 2009, 218 ff.).

Förderung des Selbstwertes und der kongruenten Selbstwahrnehmung. Der Personzentrierte Ansatz betont an vielen Stellen die Bedeutung eines starken Selbstwertes und einer kongruenten Selbstwahrnehmung für eine gesunde Entwicklung (Rogers 2009; Weinberger 2015; Sander/Ziebertz 2010). Beides sind Faktoren, die auch die Resilienzforschung als bedeutende Schutzfaktoren ansieht (Fröhlich-Gildhoff/Rönnau-Böse 2009).

Förderung der Selbstwirksamkeit. Die Resilienzforschung hat belegt, dass es einer der bedeutsamsten Schutzfaktoren ist, wenn sich der Mensch als selbstwirksam erlebt (Laucht et al. 1999; Lösel/Bender 2008; Fröhlich-Gildhoff/Rönnau-Böse 2015). Die Personzentrierte Beratung und Therapie, mit ihrem anzustrebenden Ziel der „Nicht-Direktivität", ermöglicht den Klienten eben genau, ihren eigenen Weg der „Problemlösung" zu finden und sich so als selbstwirksam zu erleben.

So stellt sich nun die Frage, wie eine Integration dieses Konzeptes in der Personzentrierten Familientherapie aussehen kann.

Die personzentrierte Haltung kann auch gleichzeitig als resilienzfördernde Haltung gesehen werden. So ist es bspw. hilfreich, die Familie als die Experten ihrer familiären Gegebenheiten, Dynamiken und Strukturen anzusehen und sie mit diesen Erfahrungen und Kompetenzen als Gleichberechtigte in die Arbeit einzubeziehen, während die Therapeuten ihre Fachkompetenzen einbringen, um mit der Familie ihre Prozesse besser verstehen zu können. Dieses wertfreie Nebeneinanderstellen von Erfahrungen und Wissen macht es aus unserer Sicht möglich, einen Zugang selbst zu den Familien zu finden, die viele Vorbehalte gegenüber einem möglichen Hilfeangebot haben und sich darauf nur schwer einlassen können.

Als für den Hilfeprozess ebenso förderlich stellt es sich häufig heraus, dass die Familie an ihre Entscheidungsfreiheit erinnert wird. Im selben Zug geht es darum, transparent zu machen, was die Vorteile einer Familientherapie sein können und auch mögliche Konsequenzen bei einer Ablehnung dieser, sodass die Familie die wichtigsten Informationen besitzt, um für sich eine gute Entscheidung treffen zu können, ganz im Sinne der Selbstwirksamkeit.

Ebenso schafft das Herstellen vorhandener gemeinsamer Anliegen, dass sich die Eltern aufgrund des gemeinsamen Konsenses nicht mehr gegen die Hilfe wehren müssen. Wird ihnen deutlich, dass gleiche Ziele verfolgt werden, bspw. einen förderlichen Rahmen für die Entwicklung des Kindes zu schaffen, fühlen sie sich verstanden und in ihrer Selbstwirksamkeit gesehen.

Hilfreich zur Sensibilisierung möglicher Schutz- und Risikofaktoren kann es bspw. in der Arbeit mit Familien sein, vorhandene Risiko- und Schutzfaktoren miteinander zu erarbeiten.

Nach einer qualitativen Durcharbeitung und Bewertung der einzelnen Faktoren durch die Familie geht es darum, zu identifizieren, welche Risikofaktoren momentan unveränderlich scheinen und welche potentiell modifiziert werden können. So kann erarbeitet werden, wie diese Risikofaktoren verändert, also abgemildert werden können.

Das Hauptaugenmerk liegt nun freilich auf der Seite der Schutzfaktoren. Welche Schutzfaktoren sind für die Familie bzw. für einzelne Familienmitglieder bereits vorhanden?

In der Regel erleben wir es so, dass die Familien in der Familientherapie quantitativ und qualitativ weniger Schutzfaktoren als Risikofaktoren haben, was gerade ihre Belastung oder Krise ausmacht. Sollte erkannt werden, dass bspw. kaum Schutzfaktoren vorhanden sind, könnte es der Schwerpunkt sein, die Familie hierfür verstärkt zu sensibilisieren und gezielter danach zu suchen.

Können die aktuell vorhandenen Schutzfaktoren gefunden werden, so kann die Frage sinnvoll sein, welche (weiteren) Schutzfaktoren es vor ein, zwei oder drei Jahren noch gegeben hat und wodurch sie im Laufe der Zeit „verloren" gingen. Unserer Erfahrung nach lassen sich hier in der Regel Schutzfaktoren finden, was der Familie Mut machen kann, sich als Ziel zu setzen, einige dieser früheren Schutzfaktoren wiederzuerlangen.

Generell geht es darum, vorhandene Schutzfaktoren zu stärken und ggf. neue aufzubauen. Dies braucht nicht unbedingt so große Entwürfe wie ein ganzes Wellness-Wochenende o.ä., sondern auch eine Anzahl von kleinen entlastenden Momenten kann eine spürbare Veränderung für Familien bedeuten.

Wie schon erwähnt, ist es ein ganz bedeutender Schutzfaktor, wenn sich Familienmitglieder als selbstwirksam erleben. Von daher legt die resilienzfördernde Familientherapie einen besonderen Schwerpunkt darauf, die Familie darin zu unterstützen, ihre Selbstwirksamkeit wieder zurückzubekommen oder sich erstmalig als selbstwirksam zu erleben. Dies geschieht z. B. schon durch Transparenz und Partizipation in Bezug auf den therapeutischen Prozess.

Im Weiteren kann es ein Aspekt der gemeinsamen Arbeit sein, zu schauen, wie die Bindungsqualität zwischen Eltern und Kindern verbessert werden kann, damit die Kinder den wichtigen Schutzfaktor einer sicheren Bindung erfahren können (Kap. 4.4.1).

4.4.3 Das Konzept der Mentalisierung

Andreas Renger

„Ich sehe, dass du denkst.
Ich denke, dass du fühlst.
Ich fühle, dass du willst,
aber ich hör dich nicht, ich hör dich nicht."

(Wir sind Helden: „Bitte gib mir nur ein O").

Der aus der Bindungstheorie, der objektbeziehungstheoretischen und interpersonellen Psychoanalyse, der Kognitionspsychologie und neurobiologischen Forschung hervorgegangene, aber auch stark durch Bion und Winnicott beeinflusste Ansatz der Mentalisierung von Peter Fonagy und seinen Mitarbeitern weist eine Vielzahl empirischer Befunde auf, die für den Personzentrierten Ansatz höchst ermutigend und bestätigend sind. Es handelt sich im Grunde nicht um eine neue Therapieform, als vielmehr „um die Konzentration der Aufmerksamkeit auf Prozesse, die schon immer eine bedeutsame Rolle in der Psychotherapie gespielt haben" (Rottländer 2017, 23). Sie kann als Grundlage für eine Personzentrierte enwicklungspsychologische Theorie des Selbst verstanden werden (Biermann-Ratjen 2012) und damit zugleich als eine Basis für eine Personzentrierte Familientherapie und -beratung, ja, für das Beschreiben der Klient-Therapeut-Beziehung überhaupt. Weiterhin bietet das Mentalisierungskonzept ein Erklärungsmodell für die Entstehung von Störungen in der Person durch inadäquate Spiegelungen zwischen den primären Bezugspersonen und dem Kind in der Familie.

Darüber hinaus bietet das Mentalisierungskonzept eine beeindruckende Ergänzung der Personzentrierten Theorie und der personzentrierten Praxis gleichermaßen – sei es nun in der Einzeltherapie oder in erweiterten Modellen wie dem familientherapeutischen Ansatz.

DEFINITION

„Mentalisieren ist eine Form der sozialen Kognition“ (Fonagy et al. 2015, 23). Es meint das Verstehen der eigenen Emotionen und Kognitionen sowie der Kognitionen und Emotionen des Anderen, aber auch dessen Intentionen.

Nach Allen et al. (2011, 23) umfasst Mentalisieren die Fähigkeit,

- sich psychische Vorgänge zu vergegenwärtigen;
- Achtsamkeit für eigene psychische Zustände und für die psychischen Zustände anderer zu entwickeln oder zu pflegen;
- Missverständnisse zu verstehen;
- sich selbst von außen und andere von innen zu betrachten;
- sich selbst oder anderen eine mentale Eigenschaft zuzuschreiben oder „mental zu kultivieren“.

Der Beitrag des Mentalisierungskonzepts zu einer Personzentrierten Entwicklungspsychologie

Tatsächlich hat Rogers relativ wenig zur Klärung entwicklungspsychologischer Fragen, wie etwa zur Frage nach der Entstehung des Selbst, beigetragen. So wie im Personzentrierten Ansatz die Selbstkonzeptentwicklung „ein sich selbst organisierender Prozess ist, der an interaktionelle Bedingungen geknüpft ist“ (Biermann-Ratjen 2012, 71), gleichwohl aber davon abhängig ist, ob er durch eine für das Kind wichtige Person „empathisch und bedingungsfrei positiv“ begleitet wird, so formulieren Fonagy et al (2002) aufgrund der von ihnen durchgeführten Säuglings- und Kleinkindforschungen eine Reihe differenzierter Grundannahmen, die gewissermaßen das Gerüst für eine sich selbst entfaltende, sich selbst erfahrende und sich selbst in ihren Affekten und Kognitionen regulierende Person darstellen. Dazu gehört vor allem die Grundannahme, dass von Anfang an ein Austausch über Affekte zwischen dem Säugling und seiner Bezugsperson stattfindet. Dieser Austausch kann stattfinden, weil

- es ein angeborenes Bedürfnis des Säuglings gibt, Gefühle auszudrücken;
- Säuglinge von Anfang an in der Lage sind, mimische Ausdrucksmuster der Bezugsperson voneinander zu unterscheiden;
- die Säuglinge die Kontingenzen der affektiven Face-to-Face-Kommunikation wahrnehmen. Das Kind ist in der Lage, einen – zunächst zeitlichen – Zusam-

menhang zwischen der eigenen mimischen Äußerung und der Reaktion der Mutter zu erkennen.

DEFINITION

Kontingenz meint den erlebten Zusammenhang zwischen einer motorischen, sprachlichen oder nonverbalen Äußerung und der darauf folgenden Reaktion. Diese Reaktionen können hinsichtlich ihrer Kontingenz variieren, das heißt, sie können zeitlich unmittelbar oder zeitversetzt erfolgen, sie können zuverlässig und regelmäßig oder sporadisch und weniger berechenbar erfolgen. Sie können interpersonal sein oder auch auf Sachen bezogen.

So lernt das Baby sehr früh beispielsweise einen Kausalzusammenhang zwischen dem Schlagen mit den Beinchen und der Bewegung des mit dem Bett verbundenen Mobiles über seinem Kopf.

Voraussetzung für eine gelingende Entfaltung eines strukturierten Selbst ist hierzu auf Seiten der Bezugsperson die Fähigkeit, das Kind positiv und feinfühlig wahrzunehmen und die geäußerten Affekte des Kindes kontingent, aber vor allem auch passend – soll heißen unverzerrt – zu spiegeln. Neben den Begriffen von Feinfühligkeit und positiver Wertschätzung der kindlichen Affektäußerungen, betonen Fonagy und seine Mitarbeiter ein weiteres Merkmal in der frühen sozialen Interaktion, das über bindungstheoretische Konzepte hinausgeht: Die Reaktion im Modus des „Als-ob" (Fonagy et al. 2002, 54).

Schon Winnicott (2002) betonte die Bedeutung, die dem Umstand zukommt, dass sich das Kind in den Augen der Mutter spiegelt. Das Kind nimmt sehr früh Kontingenzen wahr: Es nimmt wahr, dass die Reaktion der Mutter auf seine affektiven Äußerungen im Zusammenhang mit den eigenen affektiven Äußerungen steht. Die Bezugsperson verhält sich also genau „wie ich". Fonagy und seine Mitarbeiter (2002) stellen nun fest, dass das Kind im Alter von drei Monaten der Situation weitaus größere Aufmerksamkeit zukommen lässt, wenn sich die Bezugsperson nicht genauso „wie ich" verhält, sondern „fast wie ich, aber nicht genau wie ich". Die spiegelnde und feinfühlige Mutter setzt sich in ihrer Prosodie, in ihrer sprachlichen Artikulation und Mimik geringfügig von der Affektäußerung des Kindes ab. Insofern handelt es sich genau genommen um keine Eins–zu-eins–Spiegelung, sondern um eine „Markierung". Die Mutter markiert damit, dass es sich nicht um ihre eigenen authentischen Gefühle handelt, sondern um die gespiegelten Gefühle des Kindes.

BEISPIEL

Stellen wir uns vor, ein zwei-Jähriges wagt sich auf dem Spielplatz zum ersten Mal an ein Klettergerüst, die Mutter stets im Blick, wie sie wohl auf dieses Wagnis reagieren wird. Eine Mutter, die ihrem Kind dieses Risiko zutraut, kann nun in gespielter Besorgnis von der Gefahr sprechen, die von diesem Klettergerüst ausgeht und damit genau eine solche Markierung setzen. Das Kind „liest" nun diese Markierung, versteht, dass die Mutter nicht wirklich Angst um ihr Kind hat sondern die Angst des Kindes bei dieser neuen Herausforderung spiegelt. Das Kind fühlt sich in seiner Zaghaftigkeit verstanden und gleichzeitig ermutigt, noch eine Sprosse höher zu klettern. Die Spiegelung eines negativen Gefühlszustandes tröstet – oder in diesem Beispiel – ermutigt das Kind.

Eine Mutter voller eigener Ängste und mit wenig Zutrauen zu ihrem Kind, würde die Gefühle des Kindes authentisch wiedergeben. Sie würde womöglich die gleichen Worte wie im obigen Beispiel wählen, würde aber durch Stimmlage, Mimik und Artikulation zum Ausdruck bringen, dass sie ebenfalls Angst hat, wenn das Kind etwas riskiert. Dieses Kind spürt das mangelnde Zutrauen der Mutter und wird sich mit einer hohen Wahrscheinlich aus dem Abenteuer zurückziehen. Der „Als-ob"-Modus in der Interaktion gibt dem Kind im ersten Beispiel also nicht nur den Impuls zur Exploration, er macht auch deutlich, dass die Mutter und das Kind zwei getrennte Individuen sind. Die Mutter ist eben nur „fast wie ich", aber auch anders. In diesem Beispiel werden die Grundlagen für Explorationsverhalten geschaffen: Für Ablösung und Autonomie. Und das ist das Entscheidende: Die Grundlagen für das Erleben eines eigenen Selbst, das unabhängig von den Affekten der Mutter sein eigenes Affekterleben gespiegelt bekommt. Hier ist die Nähe zur Bindungstheorie unverkennbar, in der ebenfalls das Erkundungs- und Neugierverhalten des Kindes in unmittelbarem Zusammenhang zur Qualität der Bindung steht.

Selbstverständlich reagiert die Mutter nicht dann im „Als-ob"-Modus, wenn eine reale Gefahr droht, wenn das Kind beispielsweise auf die viel befahrene Straße läuft. Das Kind lernt also auch zu unterscheiden zwischen einer Repräsentation („Als-ob") und einer Reaktion im Äquivalenzmodus. Das Kind lernt im Falle einer tatsächlichen Gefahr: Die Reaktion der Mutter ist dem Ereignis äquivalent.

Werden die Spiegelungen der inneren Zustände verzerrt oder bleiben sie aus, „bleiben die Affektzustände unbenannt und verwirrend, werden sie als unsymbolisiert erlebt und sind daher schwer zu regulieren“ (Fonagy et al. 2002, 226).

Im obigen Falle käme es zu einer Fehlattribuierung aufgrund fehlender Markierung. Eine Fehlattribuierung aufgrund fehlender kategorialer Kongruenz liegt hingegen vor, wenn die Mutter an dieser Stelle eine unzutreffende oder verzerrende affektive oder kognitive Zuschreibung vornähme. Sie könnte beispielsweise das Verhalten des Kindes als Absicht, sie ärgern oder provozieren zu wollen deuten und dem Kind dies zurückmelden. Das Kind würde dann aufgrund einer falschen kategorialen Zuweisung das eigene Explorationsbedürfnis als böse und die Mutter kränkend einordnen und im Prozess der eigenen Entwicklung unter Umständen die eigenen Autonomiebestrebungen als provokant für andere ins eigene Selbstkonzept übernehmen.

Der Bezug zum Personzentrierten Konzept

Das Konzept der Mentalisierung beschreibt sehr differenziert die Entwicklung des kindlichen Selbst, die Anfänge des Selbstkonzeptes und die Symbolisierung von Affekten durch die Spiegelung der wichtigen Bezugspersonen.

Vor allem verdeutlicht es, wie auf diese Weise das Kind lernt, seine eigenen Affekte zu regulieren und welch wichtige Rolle, neben der bedingungslosen positiven Beachtung, das empathische Verstehen durch die Eltern in diesem Prozess der Selbstentfaltung spielt. Während Fonagy und Mitarbeiter (2002) darin vor allem eine Bestätigung des ursprünglichen Verständnisses von Freuds Theorie der psychischen Realität sehen, können wir darin vor allem eine theoretische Grundlage erkennen, die uns zu verstehen hilft, unter welchen Bedingungen die Person – und nicht nur der Säugling und das Kleinkind – in der Lage ist, sein Selbstkonzept zu entwickeln bzw. es zu verändern oder gegenüber bestimmten Erfahrungen zu verteidigen.

Biermann-Ratjen (2012) hat in ihrem Entwurf einer Klientzentrierten Entwicklungslehre darauf hingewiesen, dass die Ausführungen von Rogers hierzu eher sparsam ausfallen und greift hier vor allem die Ergebnisse der systematischen Säuglingsbeobachtung von Stern auf. Sie zitiert Stern, der das Selbst als eine Organisation bezeichnet, als einen Prozess, in dem Erleben organisiert wird. Wir würden im Sinne der Mentalisierungstheorie ergänzen: Das Selbst ist der Ort, an dem Affekte wahrgenommen, strukturiert, moderiert und reguliert werden.

In diesem Zusammenhang kommt der mütterlichen Spiegelung vor allem unter dem Aspekt der positiven Wertschätzung der geäußerten kindlichen Affekte die zentrale Bedeutung zu.

Kirsch et al. (2016) sehen neben der kognitiven Verhaltenstherapie und der systemischen Therapie die Nähe des Mentalisierungskonzeptes vor allem zur Personzentrierten Therapie und zum *Experiencing*. Das Gemeinsame sehen sie vor allem in der Betonung des erlebten Prozesses vor den zu bearbeitenden Inhalten.

Die Experiencing-Theorie, von Eugene T. Gendlin entwickelt und damit ebenfalls dem Personzentrierten Ansatz zuzuordnen, erweitert den von Rogers betonten Beziehungsaspekt um die Betrachtung der Art und Weise, wie der Klient zu seinem eigenen Erleben in Beziehung tritt. Dabei kommt dem Körpererleben und der zunächst noch unklaren Bedeutung eines körperlichen Erlebens („felt sense“) eine zentrale Bedeutung zu (Keil/Stumm 2014b).

Fonagy und seine Mitarbeiter (2002) würdigen ausdrücklich die Leistungen von Rogers und sie sehen die Nähe des Personzentrierten Ansatzes zum eigenen Ansatz gerade mit der von Rogers herausgestellten notwendigen Bedingung von Empathie. Andererseits betonen Allen und Kollegen (2011) dann, dass „Warmherzigkeit und Wohlwollen allein“ nicht genügten, um eine ausreichende Affektregulation zu entwickeln, sondern dass „die Affektregulation ein Resultat der Erfahrung ist, ‚korrekt‘ mentalisiert zu werden“ (Allen et al. 2011, 43). Aus personzentrierter Sicht tun die Autoren hier dem Ansatz mit einem etwas vereinfachten Verständnis von Empathie als einem bloßen Mitfühlen Unrecht: Empathisches Verstehen ist immer auch ein Bemühen, so genau wie möglich zu verstehen. Damit leistet empathisches Verstehen einen wichtigen Beitrag zur Entwicklung von Mentalisierung und gerade darin finden „Warmherzigkeit und Wohlwollen“ ihren Ausdruck.

Sie verstehen die elterliche Spiegelung vor allem als eine Fähigkeit der feinfühligen und empathischen Rückmeldung und sehen die Entwicklung von Affektregulation vor allem als ein Resultat, „korrekt“ mentalisiert worden zu sein. Empathie und Mentalisierungskompetenz entfalten – entwicklungspsychologisch und auch psychotherapeutisch – ihre Kraft unter den reflektorischen Bedingungen des „Als-ob“-Modus. Hier findet sich eine verblüffende Analogie zur Empathie-Definition von Rogers:

DEFINITION

„Empathisch zu sein bedeutet, den inneren Bezugsrahmen des anderen möglichst exakt wahrzunehmen, mit all seinen emotionalen Komponenten und Bedeutungen, gerade so, als ob man die andere Person wäre, jedoch ohne jemals die ‚als-ob'-Position aufzugeben. Das bedeutet, Schmerz oder Freude des anderen zu empfinden, gerade so, wie er empfindet, dessen Gründe wahrzunehmen, so wie er sie wahrnimmt, jedoch ohne jemals das Bewusstsein davon zu verlieren, dass es so ist, als ob man verletzt würde usw. Verliert man diese ‚als-ob'-Position, befindet man sich im Zustand der Identifizierung" (Rogers 2016, 44).

Rogers Definition verrät uns nicht, warum diese „Als-ob"-Position wichtig ist. Es hat den Anschein, als ginge es ihm vorrangig um den Schutz von Klient und Therapeut vor Identifizierung, oder wie es in der Übersetzung dieses Abschnittes durch Eckert (Eckert/Petersen 2012, 178) heißt, vor „Identifikation". Tatsächlich deutet hier Rogers aber mit diesem Hinweis implizit sein Wissen darüber an, dass in einer empathischen Haltung im „Als-ob" die Grundlage für eine interpersonale Differenzierung gelegt ist. Für Rogers war die von Buber (1999) übernommene personale Begegnung als eine „Ich-Du" – Beziehung zentral. Eine Erfahrung, die sich im Zustand der Identifikation kaum herstellen lässt.

Der Mentalisierungsansatz macht deutlich, wie wichtig dieser Modus des „Als-ob" im Sinne einer Überwindung des Äquivalenzmodus hin zur Mentalisierung ist. Erst durch diese Form der Markierung wird die Möglichkeit einer Symbolisierung von Erfahrung geschaffen, die Schaffung innerer Repräsentanzen von Erfahrung und eine inhaltliche Ansammlung von Erfahrung im Selbstkonzept.

Die Entwicklung des Selbst mit seiner Fähigkeit, aus dem Modus der psychischen Äquivalenz herauszutreten und einen „Als-ob" – Modus zu entwickeln, ist eine grundlegende Fähigkeit für das soziale Zusammenleben.

Wie aber wird der „Als-ob"-Modus im psychotherapeutischen oder beraterischen Setting erzeugt? Allein der Umstand, dass die Beratung oder die Therapie in einem eigens dafür hergerichteten Raum stattfindet und es eine besondere Sitzanordnung gibt, stellt eine Markierung im obigen Sinne dar. Gerade die im Personzentrierten Kontext oft als befremdlich oder betulich erlebte Prosodie, ein „besonders einfühlsamer" Tonfall, stellt ebenso eine Markierung dar wie die Worte der Mutter auf dem Spielplatz.

Dazu gehören auch eine typische Syntax und bestimmte Füllwörter im therapeutischen Gespräch („Wenn die Kollegen so untereinander lachen, dann kommt Ihnen das so vor, als wollten die Sie ausschließen" …) markieren ein „Als-ob" und signalisieren einerseits ein Verstehen und stellen gleichzeitig ein Angebot dar, es so wahrzunehmen oder auch anders. Nicht selten kommt es auch dazu, dass ein Klient genau ein solches Angebot nicht annimmt und vielleicht sogar verärgert auf dem Äquivalenzmodus beharrt: „Was heißt, es kommt mir so vor? – Ich gehöre nicht dazu!"

In der Familientherapie stellt der Einsatz von Medien und Methoden (Familienbrett, Aufstellungen, Genogrammarbeit) eine solche Herstellung einer „Als-ob"-Perspektive dar. Der oftmals zu beobachtenden (berechtigten) Skepsis Techniken gegenüber kommt unter Mentalisierungsgesichtspunkten allerdings eine neue Bedeutung zu.

Auch die von O'Leary (2012) betonte Verlangsamung des Prozesses innerhalb der Familienberatung, die er als einen Common-factor bei allen erfolgreichen Beratern und Therapeuten bezeichnet, stellt eine solche Markierung dar – unabhängig von zahlreichen anderen Wirkfaktoren, die durch die Verlangsamung des Prozesses erzielt werden.

Das Störungsverständnis

Nach Fonagy und seiner Arbeitsgruppe sind alle, vor allem aber auch sehr gravierende Störungsbilder, mit Hilfe des Mentalisierungsmodells zu erklären (Fonagy et al. 2002). Unzulängliche, verzerrte oder unpassende Spiegelungsinteraktionen können den negativen Affektzustand des Kindes verstärken, anstatt ihn zu moderieren oder zu modulieren. Die Externalisierung von Gefühlszuständen wird danach wahrscheinlich eher gemieden. Der „Als-ob"-Modus wird nicht oder nur partiell gelernt und eine Integration von affektiven Erfahrungen in des Selbstkonzept erschwert. Beide Ansätze, der Mentalisierungsansatz wie auch der Personzentrierte Ansatz gehen also von unzureichenden, unvollständigen oder verzerrten Symbolisierungsvorgängen im Erleben aus. Etwas überprononciert lässt sich unterscheiden: Emotionen und Kognitionen können aufgrund fehlerhafter modaler oder kategorialer Kontingenzen oder aufgrund fehlender, bedingungsloser positiver Beachtung nicht in das Selbst integriert werden und stehen damit einer interpersonalen unverzerrten Interaktion nicht uneingeschränkt zur Verfügung.

Das aus personzentrierter Sicht in der Folge von erlebter Erfahrung und mit diesen Erfahrungen nicht vereinbarer Elemente des Selbstkonzeptes aufkommende Inkongruenzerleben weckt die Tendenz, das eigene Selbst vor bislang nicht integrierten Erfahrungen zu schützen. Die neue Erfahrung kann also möglicherweise nicht verstanden und auch nicht wertgeschätzt werden. Das Erleben von Inkongruenz selber ist mit Angst verbunden und führt zu Vermeidungsverhalten und zur Bildung von Symptomen.

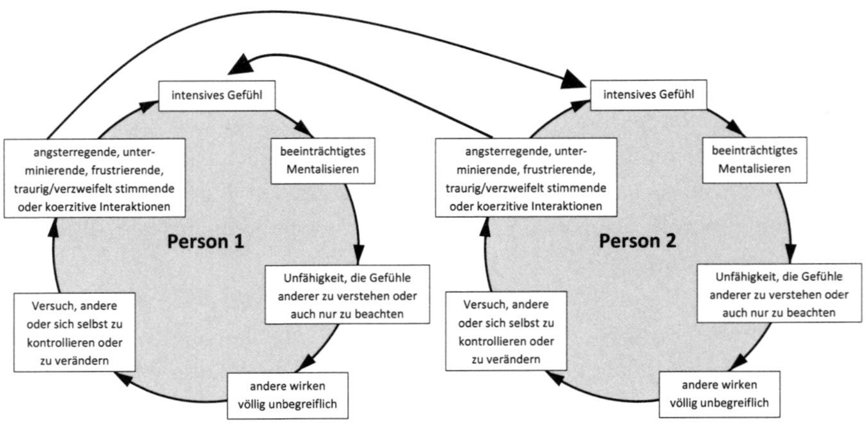

Abb. 2: Zyklen nicht-mentalisierter Interaktionen (nach Fearon et al. 2009)

Charles O'Leary (2015a) hat in seinem Ansatz der Personzentrierten Familientherapie, ohne Rückgriff auf Fonagy, sondern allein im Rahmen seiner genuin personzentrierten Herangehensweise das Initiieren von Mentalisierungsprozessen zum zentralen Anliegen gemacht (Kap. 3.5).

Aus der Sicht des Mentalisierungskonzeptes lässt sich zusammenfassend sagen: Personzentrierte Familientherapie und -beratung:

- hilft durch Zusicherung einer sicheren therapeutischen Bindung zu vermehrter Selbstexploration;
- hilft durch die Erfahrung, wertschätzend und zutreffend verstanden zu werden, zu einem besseren Verstehen des eigenen Selbst und der anderen;
- hilft bei der Wahrnehmung, Strukturierung und Moderierung der eigenen Affekte und erzeugt damit eine Kompetenz zur Affektregulation und eine Form des Wirksamkeitserlebens;
- ermöglicht es, durch die Reflexion im „Als-ob"-Modus, dass dem unmittelbaren emotionalen Erleben seine Bedrohlichkeit genommen wird und es auf diese Weise angstfrei oder mit weniger Angst ins Selbstkonzept integriert werden kann;
- ermöglicht durch die Reflexion im „Als-ob"-Modus eine Differenzierung zwischen „Ich" und „Du", zwischen dem Selbst und dem Anderen und löst Identifizierungen auf („Falsches Selbst").

4.4.4 Die Personzentrierte Systemtheorie

Torsten Ziebertz

Jürgen Kriz entwickelt seit den 1990er Jahren die Personzentrierte Systemtheorie (Kriz 1998, 1999a, 2004, 2013, 2017) aus dem Bedürfnis heraus, für wesentliche Aspekte psychotherapeutischer und klinisch-psychologischer Prozesse angemessenere Modellvorstellungen bereitzustellen (Kriz 2004, 13). Kriz' Kritik richtet sich darauf, dass in der klinischen Psychologie nach wie vor Beschreibungen und Erklärungen vorherrschen, die dem mechanistischen Weltbild des 19. Jahrhunderts entsprechen. Dort wurden (und werden teilweise noch heute) eher lineare Ursache-Wirkungsmodelle statt zirkulärer Rückkopplungen, Statik statt Dynamik und Dinge statt Prozesse zugrunde gelegt (Kriz 2004, 13f.).

So finden sich, laut Kriz, Prozessbeschreibungen wie „Blockierungen" , „Bewältigung", „Zielfindung", „Wirkfaktoren", „Kontrolle", die eher an mechanische Vorgänge wie das Schmieden eines Werkstücks oder das Ausbeulen einer Blechdose erinnern (Kriz 2004, 14).

Nun verzichtet die Personzentrierte Systemtheorie jedoch nicht auf den Einbezug naturwissenschaftlicher Konzepte, zumal sich gerade humanistisch-psychologische Ansätze gut decken mit moderner naturwissenschaftlicher Systemtheorie. Die Personzentrierte Systemtheorie ist angehalten, mechanistische Metaphern für Lebensprozesse durch adäquatere zu ersetzen.

Der erste Teil des Begriffspaares „Personzentrierte Systemtheorie" lässt hier die Vermutung aufkommen, dass es sich hier um eine Theorie handelt, welche sich ausschließlich aus dem Personzentrierten Ansatz nach Carl R. Rogers ableitet. Die Personzentrierte Systemtheorie nimmt eine psychologische Perspektive ein, um das Erleben vom Menschen (eingebunden in sein soziales Umfeld) verstehbar zu machen und sich auch am Menschen- und Weltbild, wie es besonders Carl R. Rogers und „sein" Personzentrierter Ansatz dargelegt hat, orientiert (Kriz 2004, 15 f.). Maßgeblich einflussnehmend ist aber ebenso der zweite Begriffsteil „Systemtheorie". Dieser lehnt sich an die Vorstellungen der Synergetik von Hermann Haken (1990) an und beschreibt Phänomene auf unterschiedlichen Mikro- und Makroebenen. In diesem interdisziplinären Forschungsansatz stehen Fragen von Stabilität, selbstorganisierter Strukturbildung und deren Veränderungen im Mittelpunkt (Kriz 2004, 16).

Die Personzentrierte Systemtheorie geht dabei von vier Prozessebenen aus: der psychischen Ebene, der interaktiven Ebene, der gesellschaftlich-kulturellen Ebene und der körperlichen Ebene. Die Personzentrierte Systemtheorie beschreibt das Zusammenwirken dieser Prozessebenen.

„Sie verbindet das systemtheoretische Entwicklungsprinzip, das u.a. in Rogers ‚Aktualisierungstendenz' thematisiert ist und das die zentralen Aspekte eines hilfreichen Beziehungsangebotes begründet, mit heutigen, interdisziplinären Erkenntnissen und Konzepten der Systemtheorie" (Kriz 2013, 128).

Die Kernfragen der Personzentrierten Systemtheorie sind, wie Ordnung in unserer Lebenswelt entsteht und wie Menschen ihre Lebenswelt strukturieren. Diese Fragen beantwortet Kriz zunächst mit Beispielen aus der naturwissenschaftlichen Forschung, um diese Ergebnisse schließlich auf soziale Systeme zu übertragen.

Schon die Humanistische Psychologie betonte die Prozesshaftigkeit des Lebens. Ein Satz von Heraklit von Ephesos (540 – 480 v.Chr.) wird in diesem Zusammenhang gerne zitiert: „Man kann nicht zweimal in denselben Fluss steigen". „Die Welt ist nicht, sondern sie geschieht, und sie geschieht zwischen den Polen Chaos und Ordnung" (Kriz 2004, 17). In dem Extrem „Chaos" finden wir Dynamik, komplexe Evolutionsprozesse auf allen Ebenen der Mikro- und Makrowelt, vom Elementarteilchen bis hin zu Sternen und Galaxien. Mittendrin steht der Mensch mit seinen hochdynamischen Wahrnehmungs-, Gedanken-, Gefühls- und Handlungsströmen in einer komplexen, sich ständig verändernden Welt (Kriz 2004, 17). In einer solchen Welt hätte der Mensch theoretisch die Möglichkeit, jeden Moment als etwas absolut Einmaliges und Neues zu erleben. Diese Welt wäre hochkomplex, unvorhersagbar, chaotisch. Nach Kriz kann der Mensch diese Möglichkeit nicht nutzen, da er in einer solchen Welt vor Angst schier „wahnsinnig" werden würde. Es gäbe für ihn nichts Vertrautes, Vorhersagbares, Strukturgebendes. Zum (Über-)Leben braucht der Mensch Vertrautes, Haltgebendes, Vorhersagbares – kurz, der Mensch braucht Ordnung.

Da der chaotischen Evolution unserer Welt zunächst einmal keine Ordnung immanent zu sein scheint, ist der Mensch zwingend darauf ausgerichtet, Regelmäßigkeiten zu finden bzw. zu erfinden, um so dem Chaos eine Ordnung abzuringen. Die Gestaltpsychologie hat hierzu zahlreiche Experimente durchgeführt:

Mit einem Beispiel verdeutlicht Kriz (2004, 25f.), dass Menschen auch in sozialer Interaktion miteinander Ordnung herstellen.

Nach Beendigung eines Konzertes entsteht aus dem Chaos der vielfältigen Klatsch-Rhythmen der hunderten oder gar tausenden Besucher oft plötzlich ein gemeinsamer Klatsch-Rhythmus. Dieser wird aber nicht durch eine Fremdorganisation von außen herbeigeführt, indem z.B. jemand auf die Bühne geht und mit entsprechenden Anweisungen den

Rhythmus vormacht. Da dies nicht geschieht, kann man den gemeinsamen Klatsch-Rhythmus nur als selbstorganisiert bezeichnen.

Auf einer höheren Ebene stellt der Mensch Ordnung über Sprache her. Sprache ermöglicht dem Menschen, die Welt in Kategorien zu unterteilen. Diese Kategorien sind regelmäßig und somit vorhersagbar: Uhrzeit, Morgen-Abend, Tag-Nacht, Wochentage, Monate, Jahreszeiten usw.

„Durch Einführung von Kategorien werden jeweils viele einmalige Situationen als ‚gleiche' behandelt: Jeder Morgen hat zwar genau genommen seine Einmaligkeit, doch die Kategorie ‚Morgen' lässt diese außer Acht. Stattdessen lässt sich ‚Morgen' mit ‚Abend' vergleichen, und die Abfolge solcher Kategorien schafft zugleich Regelhaftigkeit, was wiederum Voraussagbarkeit und Planbarkeit ermöglicht. Die Reduktion eines komplexen, einmaligen Prozesses in regelhaft wiederkehrende Klassen von Phänomenen strukturiert das Chaos, ermöglicht Prognosen, reduziert damit die Unsicherheit und schafft so Verlässlichkeit" (Kriz 2004, 20).

Die Systemtheorie nennt diesen Vorgang „Komplexitätsreduktion", was als kognitive Leistung des Menschen zu verstehen sowie zu würdigen ist und uns von den ersten Lebenstagen an begleitet. Besonders gut lässt sich der Hang zur Ordnung bei kleinen Kindern beobachten. Kinder lieben und brauchen ihre wiederkehrenden Rituale (erst die Geschichte, dann das Lied, dann der Gute-Nacht-Kuss). Aber wehe, man verändert etwas!

Deutlich geworden ist, dass der Mensch notwendigerweise in der Lage ist, eine Ordnung aus seiner chaotischen Umwelt zu (er-)finden. Dies gibt ihm Halt und Vorhersagbarkeit. Der Hang zur Ordnung kann aber auch über sein Ziel hinausgehen. Manche Menschen, Familien, Teams, Organisationen erzeugen zu viel Regelmäßigkeit und statische Ordnung. Dann wird die Komplexität in einem solchen Maß reduziert, dass die Welt starr, statisch, gleichförmig und langweilig erscheint. Ein solcher Mensch macht keine neuen, aufregenden Erfahrungen mehr, sondern nimmt immer nur noch ein Mehr desselben wahr. Die Wahrnehmung wird verengt auf einen oder wenige Aspekte.

DEFINITION

In diesem Zusammenhang tritt ein weiteres kognitives Phänomen hervor, was u. a. Kriz „Komplettierungsdynamik" nennt. Dies beschreibt die Fähigkeit des Menschen, offene oder lückenhafte Gestalten (z. B. geometrische

Formen oder Wörter) kognitiv zu vervollständigen. Diese Ergänzung kann natürlich auch „falsch" sein. Gerade soziale Interaktionen scheinen hierfür besonders anfällig zu sein.

„Wenn man dort die gesprochenen Worte und die Situationen nur nach dem längst Vertrauten und Bekannten absucht und innerlich oder äußerlich reagiert mit: ‚Ach – das kenne ich ja schon!', und wenn man beim dritten Wort bereits abschaltet, den eigenen Gedanken nachhängt und gar nicht mehr auf das Neue hört, dann ist oft Ärger vorprogrammiert" (Kriz 1999b, 12).

Kriz beschreibt ein für diese Arbeit passendes Beispiel aus der Familientherapie:

„Das ebenso typische wie alltägliche Beispiel in Paar- und Familientherapien schildert den Therapeuten, wie er einen der Partner fragt: „Haben Sie gehört, was Ihr Partner gerade gesagt hat?", und dieser antwortet: „Nein, das zwar nicht, aber wie er mich ansah, war mir schon klar, was er sagen würde!" (Kriz 2013, 106).

„Die attrahierenden Reduktionsmechanismen und Komplettierungsdynamiken der Einzelnen lassen dann die Aussagen des Partners zu einem Trigger, d.h. Auslöser werden, der nur ein Abspulen der ‚inneren Filme' auslöst. Man reagiert auf die eigenen Vermutungen und Unterstellungen als eine äußere Realität, die zudem allzu selten infrage gestellt und überprüft wird. Schlimmer noch: ‚Wozu soll ich mich ändern, wenn der andere das sowieso nicht merkt', ist eine ebenso häufig zu findende Aussage, die davon zeugt, dass Fluktuationen und Kreativität im Verhalten zwar immer wieder aufflackern, aber genauso oft durch die Macht der Sinnattraktoren in den alten Kategorien gedeutet werden" (Kriz 2004, 59f.).

Familientherapeuten werden davon berichten können, wie häufig ihnen familiäre Reduktionen begegnen wie: „*Jeden* Abend *derselbe* Streit und *dieselben* Probleme mit den Kindern, wir haben schon *alles* probiert, aber *nichts* hat geholfen!" Sprachliche Kategorien haben zudem die Tendenz zur Verdinglichung von Prozessen.

„Unter Verdinglichung wird verstanden, dass wir Prozessen und Phänomenen, die durch Akte der Erkenntnis und Sprache von uns erst geschaffen wurden, dann faktisch wie ‚Dingen' gegenübertreten und sie als etwas An-sich-Seiendes behandeln" (Kriz 1998, 40).

Aus dem Bereich der Psychopathologie wird z. B. von der Verhaltensstörung, der Schizophrenie oder dem Alkoholiker gesprochen. Prozesshafte Sichtweisen und Entwicklungen sind so irgendwann nicht mehr möglich.

Zusammenfassend kann gesagt werden, dass der Mensch der Welt zwischen zwei extremen Polen begegnet: Auf der einen Seite finden wir das extreme Chaos mit seinen hochkomplexen, einmaligen, nicht voraussagbaren Prozessen. Auf der anderen Seite finden wir die extreme Ordnung mit ihren rigiden, statischen, verkrusteten Mustern und Festschreibungen.

Diese Ordnung findet nun der Mensch nicht ganz allein, sondern sie wird wesentlich durch die ihn umgebende Gesellschaft und Kultur geprägt – insbesondere die Familie als „Keimzelle" der Gesellschaft.

5 Praxis der Personzentrierten Familientherapie und -beratung

Maria Lieb

Die Forschungsstudie von Ziebertz (2012; Kap. 1) hat ergeben, dass es personzentrierten Beratern und Therapeuten an praktischen Methoden der Paar- und Familientherapie mangelt, welche sich kohärent aus den zugrunde liegenden Theorien ableiten lassen. Ebenso wurde der Wunsch nach Methoden und Konzepten in der Arbeit mit Kindern und Jugendlichen im Rahmen der Familientherapie deutlich.

In diesem Kapitel soll dieser Bedarf aufgegriffen werden, um die genannte Lücke zu schließen. Aufbauend auf der theoretischen Untermauerung im vorherigen Kapitel, findet der Leser Möglichkeiten einer praktischen Umsetzung in der Arbeit mit Familien, aber auch eine Differenzierung, welches unterschiedliche Vorgehen benötigt wird, wenn es um die Arbeit in unterschiedlichen Settings geht. Es wird die Rolle des Therapeuten betrachtet sowie Aspekte der Diagnostik und Qualitätssicherung beschrieben.

5.1 Rahmenbedingungen

Maria Lieb

Die Arbeit mit Familien verlangt große Aufmerksamkeit für die Gestaltung der Rahmenbedingungen. Der Einbezug der individuellen Bedürfnisse, als auch das Entwickeln eines gemeinsamen Konsens, ist immer wieder ein herausfordernder Balanceakt in der täglichen Arbeit mit Familien.

Um in die inhaltliche Arbeit mit belasteten Familien einsteigen zu können, braucht es einen klar *strukturierten Rahmen* für die Familie, welcher sich immer wieder entsprechend vorhandenem Bedarf verändern kann. Ziel ist es, einen Rahmen zu schaffen, der die Entwicklung aller Familienmitglieder ermöglicht, sei es personenspezifisch oder auch im Hinblick auf die gemeinsame familiäre Entwicklung.

Das gemeinsame Erarbeiten dieses Rahmens führt dazu, dass die Familienmitglieder Schutz und Sicherheit erfahren, und sich gleichzeitig als Individuum gesehen und entsprechend ihrer Bedürfnisse wertgeschätzt fühlen.

Die therapeutische Arbeit mit und in Familien macht es erforderlich, unterschiedliche *Settingformen* zu entwickeln. Unter Setting werden hier Fragen des Beratungsortes und der am Gespräch teilnehmenden Personen verstanden.

So ist es abhängig vom Bedarf möglich, dass die Gespräche mit allen Familienmitgliedern, aber auch mit einzelnen Familienmitgliedern (Paar-/Elterngespräche, Mutter-Kind, Vater-Kindgespräche, Einzelgespräche) mit einem Elternteil oder einem Kind etc. geführt werden können. Bei den Gesprächen mit allen Familienmitgliedern ist darauf zu achten, dass die unterschiedlichen Generationengrenzen berücksichtigt werden und die Interaktionen gleichermaßen kind-, jugend-, und familienzentriert verlaufen (Behr 2012, 2).

Familientherapie kann sowohl in Form einer *Komm-Struktur* als auch im *aufsuchenden Kontext* stattfinden. So kann es bspw. innerhalb einer Familientherapie gemeinsame Gespräche in der Wohnung der Familie geben, während die Einzelgespräche oder Gespräche mit Mutter-Kind oder Vater-Kind extern durchgeführt werden. Aufsuchende Gespräche haben den sog. Heimvorteil, die Familie fühlt sich hier aufgrund des geschützten Rahmens sicherer. Bei stark belasteten Familiensystemen können Gespräche in der Beratungsstelle zu mehr Schutz führen oder mehr Abstand ermöglichen, um sich die eigenen Themen anzuschauen.

Dieser Rahmen kann sich entsprechend des individuellen, aber auch gemeinsamen Entwicklungsprozesses immer wieder verändern.

Bei schwer belasteten oder stark verunsicherten Familien kann der häusliche Rahmen bspw. ein großer Schutzraum sein, der viel Sicherheit bietet, weshalb für diese Familien zunächst einmal eine Beratung oder Therapie in Form einer „Komm-Struktur" nicht hilfreich wäre. Ein Aufsuchen der Beratungsstelle würde eine zu große Hemmschwelle für diese Zielgruppe darstellen, weshalb die Arbeit innerhalb der eigenen Wohnung der Familie eher angemessen ist (Pauls 2013).

Vor allem in den Gesprächen mit allen Familienmitgliedern ist es unter Umständen notwendig, *Gesprächsregeln* festzulegen und für deren Einhaltung zu sorgen (Kap. 5.5). So kann es bei Familiengesprächen, in welchen sich die Familienmitglieder unterbrechen und nicht aussprechen lassen bspw. hilfreich sein, die Regel vorzugeben, dass sich alle Familienmitglieder ausreden lassen. Oder wenn festgestellt wird, dass die Kommunikationen viele Vorwürfe und Beschuldigungen beinhalten, dies zu unterbinden und eher zu bitten, dass die Familienmitglieder ihr eigenes Erleben mitteilen.

Damit Regeln nicht als ein „harter" Eingriff durch den Therapeuten erlebt werden, ist es förderlich zu erklären, wofür diese Regeln hilfreich sein könnten und zu erfragen, ob dies für jedes einzelne Familienmitglied in Ordnung ist.

Das Einhalten bestimmter Regeln kann gerade in den ersten Gesprächen entscheidend sein, wenn es darum geht, dass die Familienmitglieder neue und keine sich wiederholenden verletzenden Erfahrungen im Miteinander machen. Sollte dies der Familie nicht gelingen, bräuchte es eine Veränderung des Settings, bspw. Gespräche in kleineren Runden, um diese destruktiven Kommunikationsmuster zu unterbinden.

Eine zu frühe Aufteilung bei noch nicht vollständig verstandener Problemlage kann dazu führen, dass die Familie sich in ihren Bedürfnissen und Problemen nicht gesehen fühlt. In Krisenmomenten oder eskalierenden Momenten hingegen wäre es ein angemessener Ausdruck der Verantwortung des Therapeuten, schnell zu reagieren.

Familiengespräche können von einem Therapeuten oder zu zweit als Therapeutenteam (*Co-Therapie*) durchgeführt werden. Dies kann als Hilfe und große Entlastung (für die Familie wie für die Therapeuten) angesehen werden, vor allem in der Arbeit mit hochbelasteten, sog. Multiproblemfamilien. Neben der Möglichkeit des fachlichen Austausches der subjektiven Wahrnehmungen und der Möglichkeit der unterschiedlichen Gesprächssettings, repräsentieren Mann und Frau unterschiedliche Geschlechterrollenbilder, die im Sinne einer gendersensiblen Allparteilichkeit sehr förderlich genutzt werden können. Freilich ist dies auch immer eine Frage der personellen und finanziellen Ressourcen.

Neben der Arbeit mit dem Familiensystem kann es auch förderlich sein, weitere Familienmitglieder oder nahestehende Personen in den Prozess mit einzubeziehen.

So ist es bspw. bei Verwandschaftspflegefamilien, in denen die Großeltern Elternfunktionen übernehmen, üblich, generationenübergreifend zu arbeiten.

Im Kontext der Jugendhilfe ist der Einbezug des Jugendamtes oder auch weiterer Fachkräfte/-dienste, die in der Familie tätig sind, unabdingbar. Transparenz spielt hier eine entscheidende Rolle, indem mit der Familie abgesprochen wird, welche Gesprächsinhalte bspw. bei Fachgesprächen oder Hilfeplangesprächen weitergegeben werden.

5.2 Methodik

Torsten Ziebertz & Maria Lieb

Carl R. Rogers selbst vermutete, dass die von ihm formulierten „notwendigen und hinreichenden therapeutischen Bedingungen" (Kap. 3.1.) in Bezug auf Paare und Familien nicht ausreichen würden (Bott 2001), weshalb es in der Arbeit mit Familien ein erweitertes methodisches Vorgehen braucht. Rogers hat sich auch für die Einzeltherapie nicht generell ablehnend gegenüber Methoden bzw. Techniken geäußert:

> *„In dem Ausmaß jedoch, in dem sie [die therapeutische Technik] einen Kanal zur Verfügung stellt, durch den der Therapeut eine feinfühlige Empathie und eine bedingungslose Zuwendung zum Ausdruck bringt, kann sie als technischer Kanal dienen, durch den die wesentlichen Bedingungen von Therapie erfüllt werden" (Rogers 1998a, 183).*

Viele andere personzentrierte Autoren haben dem zugestimmt (Cain 1989; Anderson 1989; Esser/Schneider 1989; Bott 2001; Behr 2012).

Wie schon in den Kapiteln 3.4 und 3.5 dargestellt, haben Gaylin und O'Leary mehrere Methoden für die personzentrierte Familientherapie entwickelt.

Basierend auf den sechs von Rogers formulierten Bedingungen für eine personzentrierte Beziehungsgestaltung werden im Folgenden differentielle Interventionen vorgestellt, welche für eine personzentrierte Familientherapie hilfreich sein können (Ziebertz/Lieb 2017).

Da sich in der PZFT mehrere Klienten-Personen im Raum befinden, ist es unvermeidlich, dass der Therapeut seine Aufmerksamkeit und sein empathisches Verstehen aufteilen muss, um allen gerecht werden zu können. Dabei sollte die grundlegende Bedingung einer Allparteilichkeit angestrebt werden. Diese stellt eine ebenso wichtige wie herausfordernde Anforderung an den Therapeuten. So geht es darum, jedem einzelnen Familienmitglied, aber auch der Gesamtfamilie als Ganzes empathisch gegenüberzutreten. Dies verlangt oft ein direktiveres Vorgehen, z. B. in der Festlegung einer Redezeit, der Einhaltung von Gesprächsregeln oder –reihenfolgen.

Neben der unbedingten Wertschätzung einer Person kann es von großer Bedeutung sein, gleichzeitig die Konsequenzen ihres Verhaltens für die anderen Familienmitglieder zu benennen und zu reflektieren. Dies sollte natürlich nicht im Sinne eines Vorwurfs über das Verhalten geschehen, sondern als ein die Perspektiven wechselndes Paraphrasieren und Reflektieren der familiären Interaktion, um die Auswirkungen bestimmter Verhaltensweisen deutlich zu machen.

BEISPIEL

So kann es bei einer Mutter, welche bspw. viel Zeit vor dem PC verbringt und dadurch die Erziehung ihrer Kinder nicht im Blick hat, förderlich sein, ihr folgendes zurückzumelden: „So scheint Ihr PC-Spielen zwei Seiten zu haben. Für Sie ist es eine hilfreiche Flucht aus dem Alltag und bei Ihrer Familie löst es viel Ärger aus, da sie sich dann nicht um die Kinder und den Haushalt kümmern.“ Diese Form der Transparenz macht es möglich, die Mutter auch mit dem Anteil zu konfrontieren, welcher in den Phasen ihrer Bedürfnisbefriedigung nicht wahrgenommen wird.

Belastete Familien weisen viele komplexe Dynamiken auf, sei es auf der Interaktions- und Kommunikationsebene, aufgrund innerer psychodynamischer Prozesse oder aufgrund unterschiedlicher belastender Lebensereignisse (Trennung des Partners, Jobverlust, Auffälligkeiten bei den Kindern, Krankheit etc.).

Familien spüren Überforderungen und reagieren auf ihre Art. So ist es hilfreich, als Therapeut die Bedeutung ineinandergreifender Prozesse zu verstehen und für die Familie nicht nur transparent, sondern auch erlebbar zu machen.

BEISPIEL

Bei dem Beispiel der Mutter, welche aufgrund des Nachgehens ihrer eigenen Bedürfnisbefriedigung ihre Kinder vernachlässigt und missachtet, ermöglicht das Benennen beider Pole, also dem Nachgehen ihres Bedürfnisses und der dadurch gleichzeitig stattfindenden Vernachlässigung ihrer Kinder, dass ihr die negativen Anteile, welche sie in dem Moment ausgeblendet hat, rückgemeldet werden. Das Erleben ihrer Inkongruenz wird intensiviert, was in der Therapie ein Motor für Veränderung sein kann.

Therapeuten machen zu Beginn eines Familientherapieprozesses öfter die Erfahrung, dass die Kommunikation der Familienmitglieder zunächst nur über den Therapeuten läuft. Eine Hypothese ist, dass dieser indirekte Weg für die Familienmitglieder als der sicherere Weg erscheint, um den anderen nicht direkt ansprechen zu müssen, sich aber dennoch ausdrücken und mitteilen zu können. Dies kann sich der Therapeut zu Nutze machen, indem er das Gespräch auf sich lenkt, z. B. bei strittigen Familien.

Dazu ist es hilfreich, das gegenseitige Zuhören und Paraphrasieren zunächst zu unterstützen. Sehr oft ist den Familien genau diese Fähigkeit verlorengegangen oder sie wurde nie entwickelt: Die Bereitschaft, einander zuzuhören, ohne sich angegriffen und abgewertet zu fühlen, und ohne gleich einen Gegenangriff zu starten.

Dieses Zuhören und Paraphrasieren lässt sich nicht einfach wiederherstellen, sondern braucht die Unterstützung des Therapeuten und die dadurch entstehenden neuen Erfahrungen.

Die Therapie von belasteten Familien ist immer auch die Arbeit an und mit Grenzen. Hier sind zum einen die Grenzen innerhalb der Familie, d. h. die Generationengrenzen, die Grenzen der Subsysteme, die Grenzen des Einzelnen und die Grenzen zwischen Kindeswohl und Kindeswohlgefährdung gemeint. Zum anderen sind es die Grenzen der Familie nach außen, d. h. zu Großeltern, Verwandten, Freunden, Nachbarn, Arbeits- und Schulkollegen.

Und natürlich sind es auch die Grenzen der Therapeuten, die es zu beachten gilt, d. h. die Grenzen zur Familie, bzw. einzelnen Familienmitgliedern, wie auch die fachlichen Grenzen zu anderen Beteiligten wie Jugendamt, Psychiatrie oder Familiengericht.

Ein weiterer wichtiger Aspekt in der gemeinsamen Arbeit ist es, sich des immer größer werdenden Vertrauens der Familienmitglieder dem Therapeuten gegenüber bewusst zu sein und achtsam damit umzugehen. Gerade bei Familienmitgliedern, welche bisher schlechte Beziehungs- und Bindungserfahrungen innerhalb der Familie und außerhalb der Familie gemacht haben, oder in vorherigen Erfahrungen mit anderen Helfern, kann es das erste Mal sein, dass sie eine positive, wertschätzende Beziehungserfahrung machen und sich dadurch öffnen und einlassen. Dies erfordert ein besonders Gespür des Therapeuten, sensibel damit umzugehen.

Freilich gilt es in einer Familientherapie auch die Kinder bzw. Jugendlichen mit einzubeziehen. Dazu braucht es Methoden und Konzepte zur therapeutischen Beziehungsgestaltung, welche gezielt auf die Arbeit mit Kindern und Jugendlichen ausgerichtet sind (Kap. 6.4 und 6.5). Hier hilft der personzentrierten Familientherapie die jahrzehntelange Tradition der personzentrierten Kinder- und Jugendlichenpsychotherapie mit ihren Konzepten, Wirksamkeitsstudien und Praxiserfahrungen (Behr et al. 2008; Behr 2012; Behr et al. 2014; Weinberger 2015; Weinberger/Papastefanou 2008; Langer/Langer 2011).

Auch finden sich in der personzentrierten Literatur viele Ansätze zur Eltern- bzw. Bezugspersonenarbeit im Rahmen einer personzentrierten Kinder- und Jugendlichenpsychotherapie (Ehlers 2002; Fröhlich-Gildhoff 2003).

5.3 Prozesshaftes Vorgehen

Maria Lieb

„Wer A sagt, der muß nicht B sagen. Er kann auch erkennen, daß A falsch war" (Bertolt Brecht 1977, 317).

In diesem Kapitel wird veranschaulicht, wie eine prozesshafte Vorgehensweise in der PZFT aussehen kann. Anschließend wird auf die zentralen Inhalte eines Prozesses, wie Einstiegsphase, Setting, Anliegenklärung oder Abschlussphase eingegangen.

Wie in der der personzentrierten Beratung, ist das Vorgehen auch in der PZFT ein prozesshaftes.

In der personzentrierten Beratung und Gesprächspsychotherapie ist das Kriterium für Entwicklung beim Klienten die sog. Selbstexploration (Sander/Ziebertz 2010). Die Annahme des personzentrierten Ansatzes ist es, dass ein wertschätzendes, personzentriertes und kongruentes Verstehen (Kap. 3.1) die Selbstexploration des Klienten anregt. Dies meint, dass der Klient über eigene Gefühle, Erlebnisse, Einstellungen, Wünsche oder Ziele spricht und dadurch mehr Bewusstheit erlangt. Das konkrete Verbalisieren der Gefühle und die gleichzeitig erlebte unbedingte Wertschätzung beim Klienten führen dazu, dass sich der Klient verstanden und angenommen fühlt, wodurch die Selbstexploration aktiviert wird (Weinberger 2004, 66). Dieser Teil, welcher sich auf die intrapsychische Ebene bezieht, ist ein Teil des Prozesses in der Familientherapie.

Gleichzeitig geht es um die interpersonelle Ebene, welche die Prozesse zwischen den Familienmitgliedern aufgreift und transparent macht. Das Transparentmachen vorhandener interpersoneller Prozesse, was all die beobachtbaren Interaktions- und Kommunikationsmuster im Miteinander und vorhandene emotionale Beziehungsmuster meint, führt dazu, dass das Bewusstsein vorhandener Prozesse innerhalb der Familie deutlicher wird, was wiederum Einfluss auf die Selbstexploration jedes einzelnen Familienmitgliedes hat.

So ist das prozesshafte Vorgehen in der PZFT das sich gegenseitig bedingende Wechselspiel zwischen inter- und intrapersonellen Prozessen (Kap. 3.4, Gaylin 2002). Eckert verweist ebenso auf die theoretische Entwicklung von Gaylin und benennt, dass dieses Wechselspiel beider Ebenen (er spricht hier von Inkongruenzen) das prozesshafte Vorgehen in der Familie ausmacht. Für ihn steht am Anfang einer Familientherapie der Fokus eher auf den intrapersonellen Inkongruenzen, während es im weiteren Verlauf darum geht, die interpersonellen Inkongruenzen einzubeziehen (Eckert 2006, 431f.).

So stellt sich die Frage, wie diese Veränderungsprozesse im Außen, im Verhalten der Familienmitglieder, im Rahmen der Familientherapie beobachtet werden können: In der personzentrierten Einzeltherapie sind dies bspw. die Stufen der Selbstexploration, welche entsprechend des gezeigten Verhaltens ausdrücken, in welcher Phase der Selbstexploration sich der Klient befindet (Weinberger 2004, 67; Sander/Ziebertz 2010, 87). In der Familientherapie kann dieser Teil, der sich auf die intrapsychische Ebene bezieht, beobachtet werden, wenn sich das Verhalten des jeweiligen Familienmitgliedes den anderen Mitgliedern gegenüber verändert: Es wird einfühlsamer, reagiert weniger mit Vorwürfen oder Schuldzuweisungen, sondern macht seine eigenen Gefühle und inneren Prozesse den anderen Familienmitgliedern transparent.

Innerhalb der Familie kann dies dazu führen, dass die Bereitschaft, einander zuzuhören wächst, was bei jedem Einzelnen wiederum Einfluss auf das Mitteilen der eigenen Gefühle, Gedanken, Wünsche und Beobachtungen hat.

Beobachtungskriterien, welche sich auf die interpersonelle Ebenen beziehen, können bspw. sein:

BEISPIEL

Die Verhaltensweisen der Familienmitglieder verändern sich von einem eher vorwurfsvollen, destruktiven Umgang miteinander zu einem wertschätzenden Miteinander. Es entsteht ein gemeinsamer Weg, welcher es ermöglicht, in einer konstruktiven, wertschätzenden Form Belastungen, Unzufriedenheiten, Bedürfnisse anzusprechen, welche ernst genommen und anerkannt werden. Die Familie entwickelt gemeinsame Lösungen, unter Einbezug der individuellen Bedürfnisse.

Der Prozess der dadurch stattfindenden Veränderung kann von den Familienmitgliedern als sehr intensiv, emotional und beängstigend wahrgenommen werden.

Veränderungen auf der Beziehungsebene können auch Einfluss auf das Setting nehmen, indem es bspw. zu Beginn einer Therapie aufgrund von Paarkonflikten hilfreich sein kann, den Fokus auf die Paarebene zu legen und es nach einer Veränderung auf der Paarebene möglich ist, Gespräche mit allen Familienmitgliedern zu führen.

Nachfolgend werden die zentralen Bestandteile einer PZFT beschrieben, um zu verdeutlichen, wie diese in der PZFT ausgestaltet werden können:

5.3.1 Erstgespräche

Entsprechend der Familie und ihrer Bedürfnisse können Erstgespräche in der PZFT ganz unterschiedlich gestaltet werden. So gilt es entsprechend des Settings zu überlegen, in welcher Form das Erstgespräch stattfinden kann.

In der Regel gibt es vor dem ersten persönlichen Kontakt bereits einen telefonischen Austausch, in dem der Therapeut, aber auch die Familie einen ersten Eindruck erhalten. Hier besteht die Möglichkeit, die ersten zentralen Fragen zu stellen, um darauf aufbauend einen guten Rahmen, entsprechend vorhandener Themen der Familie entwickeln zu können. Ebenso klärt sich bereits im telefonischen Vorgespräch, ob alle Familienmitglieder am Erstgespräch teilnehmen werden.

Im Kontext der Jugendhilfe ist es bspw. häufig üblich, dass zwei Erstgespräch stattfinden. Das erste, eher formaler Art, dient dazu, sich kennenzulernen und den gemeinsamen Auftrag zu klären, während das zweite Erstgespräch mit der Familie auf inhaltliche Fragen abzielt.

Je nach Kontext kann die Wahlmöglichkeit bestehen, wo das Erstgespräche stattfinden wird. In Beratungsstellen mit einer „Komm-Struktur" ist der Rahmen hingegen häufig klar vorgegeben und weniger flexibel.

Hilfreich ist es, zu Beginn des Erstgespräches den zeitlichen Rahmen und die Inhalte deutlich zu machen, da diese Klarheit bei der Familie für Sicherheit sorgt und Vertrauen schafft. Weinberger und Papastefanou (2008) betonen, wie entscheidend dieser Erstkontakt ist. In diesem bildet sich die Familie eine Meinung zu dem Therapeuten und auch darüber, ob eine gemeinsame Arbeit aus ihrer Sicht stattfinden kann.

In der Regel sind folgende Inhalte Teil eines Erstgespräches: Zu Beginn des Gespräches geht es darum, die Familie freundlich zu empfangen und eine ungezwungene, aber warme Atmosphäre herzustellen. Hierfür ist es hilfreich, sich einzufühlen, wie es für die Familie sein mag, dieses Angebot in Anspruch zu nehmen, und die ggf. damit verbundenen emotionalen Befindlichkeiten (Sorgen, Ängste, Erwartungen etc.) wahr- und ernst zu nehmen und sie gegebenenfalls auszusprechen.

Die Gestaltung kann ganz unterschiedlich aussehen, entscheidend dabei ist, die Familie (entsprechend ihrer Entwicklung und ihren Bedürfnissen) da abzuholen, wo sie gerade steht. So geht es zunächst, nach den formalen Absprachen wie Zusicherung der Schweigepflicht, zeitlichem Rahmen etc. darum, die Beratungsanliegen zu klären. Wichtig ist, darauf zu achten, dass alle Familienmitglieder gleichermaßen gehört und verstanden werden. Sollte es für die Familie möglich sein, ist es gut, wenn in der ersten Sitzung alle Familienmitglieder teilnehmen. Dies schafft zum einen gleiche Startbedingungen für alle, keiner hat damit einen „Vorsprung" und für den Therapeuten ist es leichter, ein für alle gleichmäßiges Beziehungsangebot aufzubauen, zum anderen erlaubt es, einen ersten Eindruck von der Art des Miteinanders in der Familie zu erhalten. Es geht darum, die Anliegen der einzelnen Familienmitglieder zu verstehen und gemeinsam zu erarbeiten. Sollten diese nicht so leicht verständlich sein, oder sich nur schwer voneinander differenzieren lassen, kann das Aufschreiben auf Kärtchen dabei helfen, mehr Klarheit in die Wünsche und Bedürfnisse jedes Einzelnen zu bekommen. Zudem besteht hier die Möglichkeit, eine Zuordnung oder Reihenfolge von Anliegen zu erstellen: Es kann beispielsweise gemeinsam erarbeitet werden, welche Anliegen alle Personen betreffen, und welche sich nur auf einzelne Familienmitglieder beziehen (Mutter, Vater, oder Mutter-Kind, etc.).

5.3.2 Anliegenklärung

Die Anliegenklärung ist Teil des Erstgespräches, kann aber auch während des gesamten Prozesses immer wieder neu bearbeitet werden. Manche Familien können zu Beginn noch keine klaren Anliegen formulieren, weshalb es im Verlauf erst einmal darum geht, diese zu erarbeiten.

Zum Ende des Erstgesprächs sollte es Therapeut und Familie gelungen sein, ein gemeinsames Therapieziel zu formulieren und ein gemeinsames Arbeitsbündnis zu schließen. Im Anschluss daran kann mit der Familie ein zeitlicher Rahmen vereinbart werden, der die Anzahl der Sitzungen und den zeitlichen Abstand zwischen den Sitzungen bestimmt.

5.3.3 Gemeinsamer Entwicklungsprozess

Es entsteht ein gemeinsamer Entwicklungsprozess, in welchem die eingebrachten Themen der Familie bearbeitet werden.

Die hohe Empathie, sowohl für jeden Einzelnen als auch für die Gesamtfamilie und deren gemeinsame Entwicklung macht es möglich, zu erkennen, was deren Bedürfnissen entspricht. Es ist förderlich, immer wieder zu überprüfen, ob die Richtung des gemeinsamen Prozesses der Familie noch entspricht, oder eine Veränderung hilfreicher wäre. Es ist eher davon auszugehen, dass Familien mit einem geringen Selbstwertgefühl dies (sollten sie es bemerken) nicht formulieren würden.

Die Beachtung der Frage, ob sich alle Familienmitglieder gleichermaßen mitteilen und einbringen, kann hilfreich sein, indem so auch der Fokus auf die zurückhaltenderen Familienmitglieder gelegt wird. Der Einbezug durch gezielte Fragestellungen ermöglicht es einerseits zu erfahren, was ihre Gedanken oder Gefühle zu bestimmten Themen sind, gleichzeitig führt dies häufig dazu, dass sie sich aufgrund dieser Form der Wertschätzung in Zukunft aktiv beteiligen.

Das Beziehungsangebot des Familientherapeuten der Familie gegenüber als auch das Benennen beobachteter Interaktions- und Kommunikationsmuster, emotionaler Beziehungsmuster zwischen den Familienmitgliedern oder intra- und interpersoneller Inkongruenzen führt dazu, dass die Familienmitglieder sich gesehen und verstanden fühlen, aber auch sich selbst und die vorhandene Dynamik in der Familie besser verstehen können.

Im Verlauf des Prozesses gilt die Aufmerksamkeit nicht nur den vorhandenen Problemen, sondern ebenso den Ressourcen oder beobachtbaren positiven Veränderungen. So verdienen Situationen besondere Beachtung, in denen vorhandene Probleme nicht auftreten oder Stärken, Ressourcen und Fähigkeiten zum Vorschein kommen, welche der Familie oft nicht bewusst sind.

BEISPIEL

Wenn eine Familie bspw. äußert, dass sie sich seit dem letzten Gespräch weniger gestritten hat, kann es hilfreich sein, zu fragen, was passiert ist, dass ihnen dies nun besser gelungen ist. Durch dieses Nachfragen beginnt eine Reflexion, ein Bewusstwerden der Verhaltensveränderungen. So wird der Frau bspw. bewusst, dass es ihr nun gelingt, ihren Mann in Gesprächen ausreden zu lassen und nicht ständig zu unterbrechen, wodurch ihr Mann nicht mehr aggressiv und vorwurfsvoll ihr gegenüber reagiert. Das Fokussieren und Verstehen führt dazu, zu erkennen, welches neu erworbene Verhalten zu einem positiveren Miteinander führt.

Eine Studie von Grawe (2004) ergab, wie förderlich ein ressourcenorientierter Blick für den Therapieprozess ist.

Dieser Blick kann anfänglich zu Irritationen führen, da er häufig nicht dem vorhandenen Selbst- und Familienkonzept entspricht.

5.3.4 Abschiedsphase

So individuell der gesamte Prozess in einer Familie ist, so sollte sich auch das Ende der Therapie ganz unterschiedlich gestalten. Hüsson drückt ihre Verwunderung aus, dass es kaum Literatur zu diesem Thema gibt, obwohl es genauso wichtig sein sollte, wie die therapeutische Beziehung auf konstruktive und reflektierte Art und Weise wieder beendet werden kann (Hüsson 2012).

Die Beendigung, der sog. Abschiedsprozess, wird eingeleitet, wenn die von der Familie genannten Anliegen erfolgreich bearbeitet wurden und keine neuen Anliegen formuliert werden.

Weitere Indikatoren für einen Abschluss können sein, dass der Therapeut, das Therapeutenteam oder auch die Familie selbst erkennt, dass die Kommunikations- und Interaktionsmuster innerhalb der Familie sich dahingehend entwickelt haben, dass die Familie auch ohne Hilfe von außen in der Lage ist, Probleme auf eine konstruktive Art und Weise miteinander zu lösen. Unter diagnostischen Blickpunkten könnte für ein Ende der Therapie sprechen, wenn es zu einer Reduzierung oder dem Verschwinden von Symptomen kommt. Das Erreichen der Therapieziele könnte ein weiteres Kriterium für eine Beendigung sein (Hüsson 2012).

Es kann auch vorkommen, dass Therapeuten bereits so lange in der Familie tätig sind, dass der Blick von außen immer schwerer oder gar nicht mehr zu gewährleisten ist. Auch hier kann eine Beendigung, in Form eines möglichen Therapeutenwechsels hilfreich sein, um so wieder einen neuen Blick auf das Familiensystem erhalten zu können.

Die Ablösungsphase dient dazu, dass Erlerntes stabilisiert wird und ohne die Hilfe von außen angewendet werden kann. Damit der Übergang nicht so abrupt ist, ist es hilfreich, dass die Gespräche Stück für Stück reduziert bzw. längere Abstände zwischen den Sitzungen eingehalten werden. Zudem geht es in dieser Phase darum, die Beziehung zwischen den Therapeuten und den Klienten zu lösen (Hüsson 2012). Was unter Einbezug bindungstheoretischer Aspekte eine sehr intensive, aber auch heilsame Phase für die Familie sein kann, indem die Familie eine positive Erfahrung der Loslösung macht (Kap. 4.4.1).

Am Ende dieses Prozesses steht das Abschlussgespräch, welches im Idealfall mit allen Familienmitgliedern stattfindet. Hier wird gemeinsam reflektiert, welche Entwicklungsschritte für jedes einzelne Familienmitglied zentral waren, aber auch, welche Veränderungen innerhalb der Familie wahrgenommen werden. Es kann ein großer Ausdruck von Wertschätzung sein, der Familie eine Rückmeldung darüber zu geben, was sie in der Therapie geleistet und miteinander geschafft haben. Zusammengefasst kann die Abschlussphase als eine Art Rückblick aller verstanden werden.

Neben den Verhaltensveränderungen ist es auch wichtig, die emotionale Ebene mit einzubeziehen. Sehr viele der von uns beratenen Familien haben eher schmerzhafte Erfahrungen mit Bindung und Ablösung gemacht. Diese und die dadurch entstandenen Gefühle und Muster, können somit auf die aktuelle Abschiedsphase übertragen werden. Das Aufgreifen dieser Emotionen und Erfahrungen kann dazu beitragen, dass die Familie neue Erfahrungen macht, die zur Heilung alter negativer Erfahrungen führen kann.

5.4 Charakteristika

Torsten Ziebertz

In diesem Kapitel werden die spezifischen Charakteristika der Personzentrierten Familientherapie in Abgrenzung zur Personzentrierten Einzeltherapie und –beratung beschrieben.

Individuum und System: Die PZFT wechselt zwischen der Fokussierung auf das einzelne Individuum (so wie Rogers es für die Einzeltherapie beschrieben hat) und der Fokussierung auf das System, d. h. auf die Auswirkungen von Kommunikation und Interaktion zwischen den Individuen, sowie das Erleben und die internen Bewertungsprozesse der anderen Familienmitglieder. Wie im Familiären Rückkopplungsmodell (Kap. 4.2) beschrieben, geht es um die wechselseitige Rückkopplung zwischen den Selbstkonzepten und den Familienkonzepten.

BEISPIEL

Wenn ein Kind beispielsweise in eine Pflegefamilie kommt, kann es sein, dass sein Selbstkonzept und das gemeinsame Familienkonzept der Pflegefamilie fast gar nicht übereinstimmen. Jedes Konzept hat seine Berechtigung und sollte berücksichtigt werden. Damit ein neues, gemeinsames Familienkonzept entstehen kann, was das Pflegekind und die neue Pflegefamilie integriert, braucht es die stückweise Auseinandersetzung mit den individuellen Selbstkonzepten und dem gemeinsamen Familienkonzept.

Anders als es in rein systemorientierten Ansätzen gesehen wird, bleibt das Individuum doch immer die grundlegende, nicht mehr zu reduzierende Größe in einem Familiensystem.

Mehrpersonensetting: Im Gegensatz zur Einzeltherapie begegnen uns in der PZFT mehrere Klienten gleichzeitig. Dies hat unweigerlich Auswirkungen auf den möglichen Umgang mit verschiedenartigen Therapieanliegen, die allparteilich gestaltete Aufmerksamkeit und Wertschätzung, die mögliche denkbare Problematik der Genderrollen etc.

Umgang mit verschiedenen Altersklassen: Es liegt in der Natur der Familientherapie, dass wir es mit verschiedenen Altersklassen zu tun haben, mit Erwachsenen, Jugendlichen, Kindern oder gar Babys und deren unterschiedlichen Rollen. Dies impliziert, dass der Therapeut neben dem breiten entwicklungspsychologischen Wissen auch ein breiteres methodisches Vorgehen benötigt, um beispielsweise eine sichere Einschätzung über Generationengrenzen und inadäquaten Rollenzuschreibungen innerhalb der Familie vornehmen zu können.

Differenzierteres methodisches Vorgehen: Der Therapeut benötigt nicht nur eine dem (jungen) Klientel altersangemessene Methodik (Kap. 6.3, 6.4 und 6.5), sondern auch differentielle Interventionen für die Arbeit mit Familiendynamiken, Kommunikations- und Interaktionsmustern (Kap. 5.2).

Erweiterte Anforderungen an den Therapeuten: Der Personzentrierte Familientherapeut benötigt ein entwicklungspsychologisches Wissen zu den verschiedenen Altersklassen, inklusive einem entsprechenden Störungswissen und -verständnis. Darüber hinaus braucht er Kenntnisse zur speziellen Paar- und Familiendynamik sowie die Fähigkeit zur gesunden Distanzierung von den erweiterten Anforderungen, Erwartungen oder Befürchtungen der Familienmitglieder und möglicher anderer Beteiligter.

Eventuelle Kooperation mit anderen Beteiligten: Unter Umständen sind andere Menschen bzw. Einrichtungen (z. B. Großeltern, Jugendamt, Kindertagesstätte, Schule, Psychiatrie, Kinderärzte) für die Familientherapie relevant und müssen mit einbezogen werden.

5.5 Die Rolle des Therapeuten in der Familientherapie

Andreas Renger

„Wird der Therapeut als monolithischer Block erlebt, der unbeeinflussbar ist, dann gibt dies dem Therapeuten Power, nicht aber dem Therapieprozess" (Binder/Binder 1979, 177).

Die Überschrift muss mich als überzeugten personzentrierten Berater und Therapeuten zur Vorsicht rufen: „Hat" ein personzentrierter Berater eine „Rolle"? – Widerspricht nicht gerade das der zentralen Vorstellung vom Eintreten in eine „echte Beziehung" (Rogers 1981, S.53), dass die „bloße Rollenbeziehung" zwischen Klient und Therapeut aufgegeben wird? Hindert mich die Beraterrolle nicht daran, mich ganz auf den Prozess des In-Beziehung-Seins einzulassen, und zwingt mich zu anderen Aufgaben, die mir die Rolle abverlangt?

Tatsächlich verlagert bereits die Arbeit in personzentrierten Gruppen die Verantwortung des Gruppenleiters beispielsweise für die Schaffung eines angstfreien Raumes, in dem bestimmte emotionale Erfahrungen erst möglich werden, in eine bestimmte Richtung. Rogers (1981) beschreibt diese Aufgabe, die Möglichkeiten von Gruppenteilnehmern zur Selbsterfahrung freizusetzen, als die eines Facilitators.

O'Leary (2012) greift diese Aufgabe wieder auf und erweitert die Tätigkeit eines Familien- oder Paarberaters um drei weitere Funktionen: Die des Gastgebers, die des Moderators und die des Übersetzers.

Alle vier Funktionen sind auf ihre ganz spezielle und unterschiedliche Weise auf den personzentrierten Prozess bezogen und dienen der Entwicklung und der Förderung der zentralen Merkmale der Person: dem Bedürfnis nach Selbstaktualisierung, nach empathischem Verstehen und Verstanden-Werden und nach einem sicheren Raum, in dem bedingungsfreie Beachtung möglich ist. Es versteht sich von selbst, dass diese Rollen kaum klar voneinander zu trennen sind und dass die eine Rolle im Dienste der anderen steht.

5.5.1 Der Familientherapeut als Facilitator

Lynn Hoffman (2002, 181) schildert Carl R. Rogers als Person, die „spricht, um zu hören", anstatt zuzuhören, um reden zu können („in order to listen" vs. „listening in order to speak";). Sie beschreibt diese Haltung von besonderer Offenheit als „Großzügiges Zuhören" („Generous listening"), das vor allem der Selbstexploration eines jeden einzelnen Mitgliedes in der Familiensitzung dient. In anderen Fällen kann es durchaus vorkommen, dass ein Therapeut vor allem zuhört, um Informationen zu gewinnen, die ihm dabei helfen, sich ein Bild von der Problemlage zu machen, um daraus Hypothesen über die Ätiologie der Störung zu bilden, der Familie diese Hypothesen mitzuteilen und mit ihr Lösungswege zu erörtern. Hier stünde dann die Exploration der Familie durch den Therapeuten im Vordergrund und nicht die Selbstexploration. Es käme dann eher zu einem „listening in order to speak": Das Zuhören diente dann vor allem dazu, den Klienten anschließend etwas über sie selber mitteilen zu können. Als weitere Merkmale eines Familientherapeuten nennt Hoffman (zit. nach O'Leary 2012, 15):

- Embracement: Eine Form der Offenheit jedem Klienten in der Familie und der Gesamtsituation gegenüber. Diese Variable entspricht weitgehend dem Konzept der Allparteilichkeit von Boszorméniy-Nagy (2001).
- Tempathy: Hierbei handelt es sich um eine Amalgamierung der beiden Begriffe „travelling" und „empathy". Sie bezeichnet die Offenheit des Therapeuten für die idiosynkratische Bildersprache in einer Familie und die Bereitschaft, sich auf diese Sprache einzulassen. Sie fordert Berater dazu auf, sich in diese Gedanken- und Sprachwelt der Klienten einbinden zu lassen, da gerade auf diesem Weg die Einfühlung des Therapeuten in die Familie für die Familie zugänglich und nachvollziehbar wird.
- „Wissen der dritten Art" – bezeichnet in Abgrenzung zum theoretischen („Wissen, dass …") und zum praktischen Wissen („Wissen, wie …") ein Wissen, das aus der unmittelbaren Erfahrung in der Situation entsteht. Ohne die anderen beiden Dimensionen zu vernachlässigen, geht es in der unmittelbaren Therapiesituation um ein Wissen darum, was gerade Bedeutung hat, ein Wissen, das ebenso intuitiv wie kognitiv sein kann.

Hoffman fühlt sich sowohl dem Ansatz von Rogers sehr verbunden als auch den Vertretern der Narrativen Therapie. Die Narrative Therapie (White 2007) sieht Klienten „in einer Falle voller mit Problemen gesättigten Geschichten" gefangen. Das Erzählen all dieser Geschichten in der Familientherapie lässt den Bezugsrahmen deutlicher werden, vor dessen Hintergrund Klienten ihre Erfahrungen machen. Der Bezugsrahmen, in dem vor allem ihre inneren Bewertungstendenzen (Rogers 1961) zum Ausdruck kommen.

Ein Familientherapeut als Facilitator stellt Fragen wie ein „investigativer Journalist" (White 2007), vor allem aber zu der emotionalen Bedeutung dieser Geschichten. Das Fragenstellen dient also mehr dem Zugang zum eigenen Erleben des Klienten als der Informationsschöpfung. So können wir als Therapeuten explorieren, wo die Selbstexploration der Klienten ins Stocken gerät: „Was haben Sie gefühlt, als Sie erfahren haben, dass Ihr Mann vor der Ehe auch homosexuelle Beziehungen hatte?"

Investigative Fragen können sich aber auch auf eine Metaebene der Mentalisierung beziehen: „Was geht in Ihnen vor, wenn Sie daran denken, dass Ihre Kinder glauben, Ihre Frau sei schon lange nicht mehr glücklich in der Ehe?"

Auch Berger (2012) betont die elementare Bedeutung des Geschichtenerzählens in der Beratung. Geschichten sind gleichermaßen eine Möglichkeit der

Selbstdarstellung als auch der eigenen Identitätsbildung, indem Klienten permanent Sichtweisen von sich selbst konstruieren.

> *„Die Ausrichtung der Aufmerksamkeit des Beraters auf das sich in der Erzählung entfaltende Erleben fördert diesen Symbolisierungs-, d.h. Bewusstwerdungsprozess des Ratsuchenden" (Berger 2012, 286).*

Im Vergleich zu den beiden im Folgenden zu schildernden Rollenaspekten kommt dem Aspekt des Facilitators eine scheinbar weniger lenkende Funktion zu, die weitgehend auf Macht und Einfluss verzichtet.

Bereits 1979 beschäftigten sich Binder und Binder (1979) intensiv mit den Machtstrukturen im therapeutischen Prozess. Dem Begriff der Macht setzten sie den Begriff der Power gegenüber, und gaben damit dem Personzentrierten Ansatz einen ganz entscheidenden Impuls, personzentrierte Therapie nicht länger als „nondirektiv" zu verstehen, sondern als durchaus machtvollen Prozess im Dienste der Selbstaktualisierung von Klienten. Power verstanden sie als ein Gefühl der Unabhängigkeit von externalen Bedingungen, als ein „Gegengefühl zu Ausgeliefertsein, Hilflos-Sein, Abhängig-Sein" (Binder/Binder 1979, 120ff.). Entwicklungspsychologisch kommt dieses Verständnis von Power dem Begriff von Wirkmächtigkeit am nächsten. In diesem Sinne allerdings fällt dem Facilitator gerade im familientherapeutischen Kontext eine wichtige Aufgabe zu, wird doch gerade Erziehung häufig als Ausübung von Macht schlechthin verstanden und legitimiert (Zusammenfassend hierzu: Plassmann 2002). Beratungsanlässe stehen häufig in unmittelbarem Zusammenhang mit Macht- und Ohnmachtsgefühlen, inadäquates oder destruktives Verhalten ist häufig Ausdruck von Gefühlen von Ohnmacht oder Machtverlust.

Aufgabe des Facilitators ist es, gerade in seiner Art in der Situation präsent und wach zu sein, für die Familie als Repräsentant einer anderen Dimension von Macht, nämlich der der Power, erkennbar zu werden. Eine solche Präsenz ist beispielsweise in der Familientherapie dann gefragt, wenn es gilt, ein Kind innerhalb des Settings vor Demütigungen und Entwertungen durch eine klare Positionierung zu schützen. In diesem Fall ist es angemessen, sich mit den eigenen Werthaltungen vor das Kind zu stellen: „Mir wird in diesem Moment sehr deutlich, dass die Art, wie wir hier über Pascal reden, ihm nicht guttut. Wir sollten an dieser Stelle stoppen und einen neuen Termin ausmachen, an dem Sie auch die Möglichkeit haben, über Ihre Wut, Ihren Ärger und Ihre Enttäuschung zu sprechen, ohne dass Ihre Kinder dadurch Schaden nehmen." Zusammenfassend noch einmal O'Leary (2012, 23):

„Klientzentriert zu sein, bedeutet nicht die Abwesenheit von therapeutischer Power, es ist die gerichtete Aufmerksamkeit auf die Power des Klienten" (Übers. d. Verf. Zur Verdeutlichung wurde der Begriff „Power" aus dem Originaltext beibehalten).

5.5.2 Der Familientherapeut als Gastgeber

In der personzentrierten familientherapeutischen Situation wird aus bindungstheoretischer Sicht eine Atmosphäre mit einem sicheren Beziehungsangebot hergestellt. Als Gastgeber bin ich zuständig dafür, dass meine Gäste sich sicher, wohl und geborgen fühlen.

Der Ort, an dem die Beratungsgespräche stattfinden, ist ein anderer Ort als „Zuhause" (vom Setting der aufsuchenden Familientherapie einmal abgesehen). Aus Sicht der Mentalisierungstheorie ist hiermit eine Markierung hergestellt, die den „Als-ob"-Modus (Kap. 4.4.3) kenntlich macht. Menschen, die von einem Gastgeber nach Hause eingeladen werden, sind neugierig, aber auch ängstlich, was sie erwartet. Daher ist es Aufgabe des Therapeuten als Gastgeber, die besonderen Wünsche und Bedürfnisse jedes einzelnen Gastes wahrzunehmen.

Es ist die Aufgabe des Gastgebers:

- eine Atmosphäre des Willkommens und eine Aufwärmphase zu schaffen;
- einen Kontakt mit dem besonders zurückhaltenden Familienmitglied herzustellen und gleichzeitig die Anliegen der besonders Engagierten anzuerkennen;
- durch offene Fragestellungen die Selbstexploration anzuregen;
- am Schluss eine Zusammenfassung zu liefern, die noch offenen Fragen zusammenzutragen und die noch nicht ausgesprochenen Bedürfnisse anzusprechen.

Ein Merkmal eines guten Gastgebers ist seine Sicherheit, „bei sich zu Hause" zu sein. Dies erlaubt ihm, großzügig zu sein und sich in den eigenen vier Wänden nicht bedroht zu fühlen. Wir können dies als eine besondere Art von Kongruenz verstehen, die O'Leary (2012) auf die Rolle des Therapeuten übertragen als „Non-defensiveness" bezeichnet. Er beschreibt Non-defensiveness als eine besondere Form der Weisheit, Vorkommnisse nicht persönlich zu nehmen und sich in der eigenen Person nicht in Frage gestellt zu sehen. Es handelt sich um eine Haltung, die vor allem von Neugier und Freiheit gespeist zu sein scheint. O'Leary bezieht sich hier auf Gaylin, der die akkurate Treffgenauigkeit von therapeutischen Reflexionen als überbewertet bezeichnet. Ein Therapeut sollte stets das Risiko einer unzutreffenden Rückmeldung auf sich nehmen und die eigene Eitelkeit der Autonomie und Freiheit des Klienten, anders empfinden zu dürfen, unterordnen können.

5.5.3 Der Familientherapeut als Moderator

Die Schaffung eines „sicheren Hafens" (Kap. 4.4.1) verlangt vom Therapeuten eine deutlich aktivere und direktivere Rolle. Diese bezieht sich vor allem auf den Schutz eines jeden Familienmitgliedes vor Gewalt in jeglicher Form durch andere Mitglieder in der Familie. Wenn eine Familie hoch emotional in der Therapie erscheint, die Eskalation eines Konfliktes innerhalb der Stunde in Streit und Zank zu kippen droht, ist lenkendes Eingreifen unerlässlich.

Hierzu braucht es die Etablierung von Regeln. Wichtig ist es, diese Regeln explizit mit der Familie vor der Sitzung zu besprechen.

Hervorzuheben ist, dass sich die notwendige Direktivität auf das Einhalten von Regeln bezieht, und nicht auf den explorativen und experientiellen Prozess, ja, im Gegenteil, dass die Einhaltung dieser Voraussetzungen die Prozesshaftigkeit erst ermöglicht. Gottman (1999) betont aufgrund eigener empirischer Untersuchungen, dass ein inaktiver Familien- und Paartherapeut nicht nur nutzlos ist, sondern sogar schädlich für eine Familie sein kann. Ohne Struktur, so O'Leary (2015b), scheitert der Familientherapeut mindestens an der ersten und der sechsten von Rogers Grundannahmen (Kap. 3.1, 3.4 und 3.5).

Es wäre aber ein Missverständnis, diese Funktion des Gastgebers und Moderators zu einem Wächter über Regeln zu verkürzen. Das entscheidende und leitende Prinzip scheint hier die Kongruenz des Therapeuten zu sein. Es gefährdet vor allem dessen Kongruenz, wenn sein eigenes Selbstverständnis und seine eigene Funktion in der Therapie verloren gehen. O'Leary (2014, 204) sagt dazu folgendes:

> *„In einer Beziehungstherapie sollte eine Allianz gegen einen Klienten oder eine Irritation eines Klienten zuerst vom Therapeuten und nicht von einem der Klienten bemerkt werden!"*

Direktiv sein – im besten Sinne – sollte paradoxerweise die Selbstaktualisierung von Klienten fördern (O'Leary 2015b).

Die Aufgabe des Moderators ist es, darauf zu achten, dass ein Dialog entsteht und kein Monolog. In einem schrittweisen empathischen Vorgehen von Augenblick zu Augenblick, hilft der Moderator den Klienten, zu ihren ursprünglichen Anliegen zurückzufinden.

- Er sorgt für ein Gleichgewicht unter den Klienten. Er gibt jedem seine Zeit. Jeder hat eine Stimme.
- Er unterbricht Unterbrecher und folgt dem Gespräch.
- Er führt auf den Weg zurück, wenn das Gespräch die Richtung zu verlieren droht.
- Er erinnert Klienten an formulierte Ziele oder zurückliegende Äußerungen.
- Er beschreibt Unterschiede und Ähnlichkeiten von Äußerungen anderer Familienmitglieder.
- Er formuliert Standortbestimmungen im Verlauf des Gesprächs.
- Er beschreibt Veränderungen, die im Verlauf des Gespräches vor sich gehen.

Wir können sagen, der Moderator ist der Repräsentant der Metaebene, wie sie unter den „Common factors" von Sprenkle et al. (2009) zusammengestellt wurde (Kap 3.5).

5.5.4 Der Familientherapeut als Übersetzer

Wie Rogers in seinem Dialog mit Martin Buber deutlich machte, war er nicht so sehr von einem Bedürfnis, helfen zu wollen, geleitet als von einem Bedürfnis, verstehen zu wollen („not so much how can I help, but can I understand" Rogers/Buber 1990, 55).

Das Grundbedürfnis, verstehen zu wollen und ebenso das elementare Bedürfnis, verstanden werden zu wollen, wird in seiner ganzen Tragweite durch die Mentalisierungstheorie (Kap. 4.4.3) verständlich. Ohne dieses Bedürfnis nach Verstehen fänden wir nicht nur keinen Zugang in die Welt des anderen, uns wäre auch der Zugang zu uns selbst verschlossen, ja entwicklungspsychologisch betrachtet wäre die Entwicklung eines Selbst sogar in Frage gestellt.

Die primäre Bezugsperson ist somit auch der primäre Dolmetscher in unserem Leben, der uns nicht nur die Welt erklärt, sondern uns durch die in Kapitel 4.4.3 beschriebenen Spiegelungsprozesse unser rudimentäres und solitäres Affekterleben in eine zwischenmenschliche Sprache übersetzt. Somit kann aus einem intrapersonellen ein interpersonelles Affekterleben entstehen, mit Bewertungen, die dann erst die Integration des Erlebens in das Selbstkonzept ermöglichen.

Intrapersonelle Inkongruenz lässt erahnen, dass dieser Prozess selten vollständig gelingt, interpersonelle Inkongruenz macht deutlich, dass auch innerhalb einer Familie verschiedene Sprachen gesprochen werden, Gesagtes nicht verstanden wird, Verstandenes nicht das Gemeinte ist und Gemeintes oft nicht gesagt wird. Damit bleibt auch die betreffende Person, die eine solche Botschaft sendet, „nicht integrierbar", das heißt, sie kann nicht vollständig von den anderen Mitgliedern der Familie angenommen werden (Kap. 4.3.3).

Der Übersetzer im familientherapeutischen Gespräch ist die Person, die zunächst einmal bemüht ist, denjenigen, der spricht, so genau wie möglich und empathisch zu verstehen, und das, was er verstanden hat, auch den anderen Familienmitgliedern zugänglich zu machen. Jedes Familienmitglied erhält in dem Setting durch die reflektierende Haltung des Therapeuten die Möglichkeit, ein Bild seiner selbst als auch des anderen als Individuum mit Wünschen, Intentionen und Überzeugungen wahrzunehmen und den anderen Familienmitgliedern mitzuteilen. Nach und nach erlebt jedes Familienmitglied, dass es von den anderen mit Hilfe des Therapeuten als intentionales Wesen repräsentiert wird. Die Rolle des Therapeuten besteht vor allem darin, die emotional und intentional besetzen Inhalte wahrzunehmen, sie zu markieren und dafür zu sorgen, dass sie von den anderen Familienmitgliedern wahrgenommen werden.

Wie O'Leary herausstellt, kann ein Therapeut keine Verbindung unmittelbar zwischen Klienten herstellen.

> *„Langsam, vorsichtig und durch einfühlsames Übersetzen kann er" [jedoch] „einen Raum schaffen, in dem sich eine neue Verbindung ereignen kann" O'Leary 2015a, 240, Übers. d. Verf.).*

Das Übersetzen selbst reduziert Streit und Machtkämpfe. Defensives Verhalten und Gegenschläge nehmen ab, wenn die Aufmerksamkeit sich auf das emotional Bedeutsame richtet. Übersetzen ist ein fürsorglicher und kreativer Prozess, der demjenigen, der spricht, Bedeutung zuschreibt, sodass derjenige, der hört, auch die emotionale Bedeutung dessen hören kann, was gesagt wird.

In diesem Sinne sind die vier beschriebenen Funktionen des Therapeuten keine „Rollen" im Sinne einer ihrer Kongruenz entfremdeten Person, sondern im Gegenteil, authentische Seiten ein- und derselben Therapeutenpersönlichkeit im Dienste eines sich entfaltenden Prozesses von Selbstexploration und Selbstaktualisierung aller Beteiligten.

5.6 Diagnostik

Maria Lieb & Torsten Ziebertz

Das Verhältnis von personzentrierter Psychotherapie und Beratung zur Diagnostik allgemein scheint häufig ein eher schwieriges zu sein, wie mehrere Autoren betonen (Teusch 1993; Sachse 2000; Sauer 2003). Dies mag an der Position von Carl R. Rogers liegen, der eine Statusdiagnostik ablehnte, aber immer wieder auf die große Bedeutung von prozessualer Diagnostik hingewiesen hat (Sauer 2003).

> *„In einem sehr bedeutungsvollen und genauen Sinn ist die Therapie Diagnose und diese Diagnose ist ein Prozess, der eher in der Erfahrung des Klienten abläuft als im Intellekt des Klinikers" (Rogers 1999, 208).*

Im personzentrierten Therapieprozess kann eine diagnostische Haltung ein Teil des personzentrierten Prozesses sein. Dieser Teil kann sich in unterschiedlicher Art, entsprechend dem Entwicklungsstand der Familie (Familienaktualisierungstendenz) und jedes Individuums, darstellen:

- So kann eine diagnostische Haltung, was den Einbezug verschiedener Konzepte, Theorien und Ansätze beinhaltet (Bindungstheorie, Stufen der Feinfühligkeit, Kommunikation/Interaktion, Kriterien der Erziehungsfähigkeit, störungsspezifisches Wissen, paarspezifisches Wissen etc.), zum besseren Verstehen der Familiensituation hilfreich sein. Es ist eine Möglichkeit, sofern dies für die Familie zum gegebenen Zeitpunkt hilfreich ist, der Familie diese Beobachtungen und Erklärungsmöglichkeiten mitzuteilen, um zu einem größeren Verständnis beizutragen.
- Sollte es entsprechend dieser Ansätze hilfreich sein, eine Testdiagnostik einzubeziehen, bspw. um die Bindungen und Beziehungen des Kindes zu seinem familiären Umfeld besser verstehen zu können, kann dies ebenso förderlich sein.

Ziel ist es immer, die eigenen Wahrnehmungen und Sichtweisen in den Prozess als Angebot einfließen zu lassen und sich nicht als Experte zu verstehen, der aufgrund einer Einstiegsdiagnostik bspw. unter Einbezug unterschiedlicher Testdiagnostik einen Befund erstellt, von welchem die Arbeit mit der Familie abgeleitet wird. Dieses Vorgehen würde bedeuten, dass der Diagnostiker der alleinige Experte ist und eine Empfehlung für die Familie ausspricht, ohne diese in den Verlauf mit einbezogen zu haben. Hier soll es nicht um eine Bewertung gehen, sondern um eine gemeinsame Suchhaltung von Familie und Therapeut nach einem tieferen Verständnis der familiären Situation.

Eine personzentrierte Diagnostik ist somit überwiegend im Bereich der Prozessdiagnostik einzugliedern.

Dies schließt jedoch nicht aus, dass diagnostische Instrumente je nach Anliegen und Auftrag auch schon zu Beginn einer Familientherapie zum Einsatz kommen können, sofern es für das Verstehen der Familie hilfreich oder auch notwendig ist.

Eine Prozessdiagnostik in der PZFT bezieht sich auf das Erleben der Beziehungen der Familienmitglieder zueinander, sowie ihre Kommunikations- und Interaktionsmuster, um hier interpersonelle und intrapersonelle Inkongruenzen verstehen zu können. Erfahrungsgemäß reicht dies in hochkomplexen Familiensituationen jedoch häufig nicht aus, weshalb das gemeinsame Verstehen unter Einbezug unterschiedlicher Testdiagnostik als Stütze gesehen werden kann.

Hier ein kleiner Auszug möglicher diagnostischer Instrumente, welche in der PZFT zum Einsatz kommen können:

- Kriterien-geleitete Interaktionsbeobachtungen (Jacob 2014);
- Erstellung eines Genogrammes zur Herausarbeitung der Mehrgenerationenperspektive (McGoldrick et al. 2016);
- Family-Relations-Test zur subjektiven Wahrnehmung der familiären Beziehungen (Bene/Anthony 1985)
- Familienbrett zur Positionierung der Familienmitglieder in Nähe und Distanz (Ludewig 2012).

Eine ausführliche Beschreibung familiendiagnostischer Instrumente findet sich bei Cierpka (2008).

Bei einer vermuteten Gefährdung des Wohls von Kindern und Jugendlichen hingegen ist eine diagnostische Gefährdungseinschätzung dringend erforderlich (Harnach 2011, 186ff.).

Speziell für die PZFT sehen wir eine ausschließlich störungsspezifische Psychodiagnostik nach ICD-10 oder DSM-5 grundlegend als unangemessen an, da es sich hierbei um eine rein individuumsbezogene Diagnostik handelt, die das System „Familie“ weitestgehend außer Acht lässt.

In manchen Konstellationen jedoch, wie der Zielgruppe der „Multiproblemfamilien“, kann der Einbezug dieser störungsspezifischen Psychodiagnostik hilfreich sein. Häufig kommt es auch vor, dass eine solche Diagnostik bereits vorliegt. Hilfreich kann es sein, diese Ergebnisse zum besseren Verstehen der Person mit einzubeziehen.

So würde dies in der Arbeit eine Verzahnung zwischen psychiatrischem, psychotherapeutischem und familientherapeutischem Wissen bedeuten.

Charakteristika eines prozesshaften diagnostischen Vorgehens: Die Klientenfamilie erhält durch die Diagnostik Informationen, welche hilfreich sein können, um vorhandene intra- oder interpersonelle Inkongruenzen besser verstehen zu können. Hierfür kann ein diagnostisches Vorgehen, welches Fachwissen und Testungen aus anderen Bezügen einbezieht, horizonterweiternd und hilfreich sein. Dieser Blick ermöglicht es, der Vielschichtigkeit gerecht zu werden, indem die individuelle Ebene, die Ebenen der Dyaden zwischen einzelnen Familienmitgliedern und die Ebenen der ganzen Familie berücksichtigt werden können (Cierpka 2008, 26ff.).

Eine Prozessdiagnostik im personzentrierten Sinne meint kein standardisiertes Instrument als Grundlage für einen Behandlungsplan, wie wir es z.B. aus der medizinischen Diagnostik und Behandlung kennen. Die Prozessdiagnostik ergibt sich aus dem dialogischen Prozess zwischen Familie und Therapeut und wird sich von daher immer individuell entwickeln. So können bspw. sich wiederholende Interaktionsbeobachtungen dazu führen, dass Veränderungen in der Beziehung zwischen Mutter und Kind wahrgenommen und benannt werden. Ebenso können aus dem dialogischen Prozess mit der Familie Probleme erkannt und aufgrund der Anwendung bestimmter Diagnostik besser verstanden werden.

Um dies zu erreichen, braucht es sowohl einen größtmöglichen Einbezug der Familie in das Vorgehen als auch die Bereitschaft, mögliche Diagnostikideen zu verwerfen, sollten sie nicht der Familie entsprechen. Dies kann nur durch Transparenz gelingen.

Wenn es sich z.B. im Therapieprozess ergibt, dass die Probleme der Familie in den früheren Generationen auch schon so aufgetreten sind, kann es wertvoll sein, mit der Familie ein Genogramm zu erstellen, um eine mögliche transgenerationale Musterweitergabe zu visualisieren und zu verstehen. Die Ergebnisse dessen fließen dann sofort wieder in die Gespräche mit ein und können den therapeutischen Prozess fördern.

5.7 Qualitätssicherung

Ulrike Hollick

„Nicht zuletzt muss es ein selbstverständlicher eigener (ethischer) Anspruch sein, die Effektivität des eigenen Handelns belegen zu können!“ (Fröhlich-Gildhoff et al. 2003, 199).

Der Aspekt der Qualitätssicherung der PZFT umfasst verschiedene Ebenen:

1. die Qualität der Therapie aus Sicht des Therapeuten und wie diese sichergestellt werden kann und
2. die Evaluation der Therapie durch die Familien, sowohl im Verlauf als auch retrospektiv.

Die Qualität aus Sicht des Therapeuten ist zum einen abhängig von dessen Aus-, Fort- und Weiterbildung, zum anderen von dessen Persönlichkeit und Erfahrung. Sicherlich wird es einen Unterschied machen, in welchem Kontext die Therapie oder Beratung stattfindet, so dass ggf. auch institutionelle Rahmenbedingungen (sowohl förderliche als auch evtl. erschwerende), wie z. B. ambulantes oder stationäres Setting und Konzepte eine Rolle spielen.

Wichtig für die Qualitätssicherung ist die Dokumentation der PZFT. Neben Inhalten wie Anamnese, Befunde und Beschreibung der Situation aus Sicht der Eltern, Kinder, evtl. Dritter und auch des Therapeuten, sollte sie auch Notizen zu den einzelnen Sitzungen und zum Prozess enthalten. Anregungen zur Stundendokumentation finden sich bei Weinberger (2015). Dies kann durch Fragebögen und Videos ergänzt werden. Aufschlussreich ist hierbei auch immer wieder, welche Szenen z. B. für ein Feedback warum ausgewählt werden. Aus der Dokumentation sollte auch hervorgehen, welche Ziele mit der Therapie erreicht werden sollen, welche Wege dorthin eingeschlagen und welche Schritte in welche Richtung von wem gegangen werden. Ebenso gehört es dazu zu reflektieren, welches Therapeutenverhalten dazu förderlich ist und ob es gelingt, dies umzusetzen.

Da Selbstevaluation immer konzeptgebunden, subjektiv und damit relativ ist, kommt hier dem externen Blick auf den Prozess durch Supervision oder Intervision oder die Vernetzung in Qualitätszirkeln eine große Bedeutung zu. Deshalb muss hierauf auch bereits während der Weiterbildung großer Wert gelegt werden.

Ein äußerer Maßstab, der als Gütekriterium für die Beratung und Therapie gilt, ist natürlich die Effizienz im Hinblick auf Zeit, Kosten und Erfolg. Dies sollte jedoch nicht nur quantitativ sondern v.a. qualitativ beurteilt werden. Damit kommen wir zu der zweiten Ebene der Qualitätssicherung, nämlich der Veränderung beim Klienten und dessen Evaluation.

Hier kann man zwischen Effekten unterscheiden, die innerhalb des Therapieprozesses ablaufen, und solchen, die sich (auch) außerhalb des Therapiesettings zeigen. In erster Linie ist sicherlich interessant, ob und in welchem Ausmaß eine Reduktion des Leidensdrucks und einer möglichen Symptomatik festzustellen ist. Für die PZFT wesentlich ist jedoch auch und besonders, wie und ob sich das Selbst- bzw. Familienkonzept sowie die Fähigkeit zu Kommunikation, Empathie und Akzeptanz und insgesamt die Lebensqualität der ganzen Familie und ihrer Mitglieder verbessert haben.

Dazu ist es hilfreich, eine Verlaufsdiagnostik durchzuführen, um einschätzen zu können, welche Entwicklungen in Richtung der Therapieziele stattgefunden haben. Dies hat gleichzeitig den positiven Effekt, dass Familien, wenn sie in ihrer Einschätzung ernst genommen werden, selbst motivierter sind, sich weiterzuentwickeln (Kap. 5.6).

O´Leary bittet seine Klienten um schriftliche Rückmeldungen nach den einzelnen Sitzungen (O'Leary 2012). Dies dient zusätzlich dazu, mit etwas Abstand reflektieren zu können, was in der Sitzung wesentlich war. Der Zeitpunkt der Rückmeldung sollte dabei möglichst immer gleich bleiben und berücksichtigt werden, dass der zeitliche Abstand möglicherweise einen Einfluss auf die Beurteilung hat.

Möglich und leicht handhabbar ist es, für die einzelnen Themenbereiche, die in der Therapie bearbeitet werden, Skalen anzulegen, wie belastend etwas erlebt wird bzw. wie stark eine Veränderung im Laufe der Therapie eingetreten ist. So werden sich z. B. die folgenden Punkte nicht nur vom Therapeuten, sondern auch von der Familie beobachten und beschreiben lassen:

- Wer in der Familie nimmt welche Rolle ein?
- Wer wird wie von wem wahrgenommen?
- Wie viel Feinfühligkeit und Fürsorge sind gegeben?
- Wie viel Verantwortung wird von wem übernommen?
- Wie ist der Kontakt zueinander?
- Wie viel Individualität und Nähe sind gegeben?

Struktur, Empathie, Kongruenz und Wertschätzung nicht nur während der Therapiestunden durch den Therapeuten zu erfahren, sondern auch außerhalb der Sitzungen an sich selbst und innerhalb der Familie zu erleben, wird es erleichtern, im Laufe der Zeit Veränderungen wahrnehmen und ehrlich einschätzen zu können.

Wichtig ist es aus wissenschaftlichen Gesichtspunkten, im Verlauf und am Ende, wenn möglich auch noch bei einer Katamnese, die gleichen diagnostischen Instrumente einzusetzen, um auch Langzeiteffekte abbilden und vergleichen zu können.

Die PZFT befindet sich permanent in Weiterentwicklung. Gerade deshalb ist die Evaluation von so großem Interesse. Es wäre wünschenswert, dass neben einer störungsspezifischen, differenzierten Vorgehensweise nach eigenen Handlungsleitlinien zur PZFT – unterschieden nach Therapieeingangs-, Mittel- und Endphase sowie nach der Wirkweise für Eltern, Kinder und die ganze Familie – begleitende Studien unter realen Praxisbedingungen durchgeführt werden.

6 Praxisfelder

Andreas Renger

Familientherapie und -beratung wird in Deutschland in unterschiedlichen Feldern und Kontexten praktiziert und von unterschiedlichen Professionen ausgeübt. Die Spannbreite reicht von der aufsuchenden Familientherapie im angeordneten Kontext bis zur niedergelassenen Praxis mit Selbstzahlern, von der Familienberatung in einem Kinderneurologischen Früherkennungszentrum bis zur Kinder- und Jugendpsychiatrie. Eine Vielzahl dieser Institutionen sind vor allem systemisch ausgerichtet, andere Institutionen, wie beispielsweise Familienberatungsstellen legen – zum Teil jedenfalls noch – Wert auf ihre Multimethodalität.

Der Ansatz der PZFT stellt in all diesen Bereichen eine fruchtbare Bereicherung und Ergänzung dar, in denen dem Glauben an die Machbarkeit und an die Manualisierung von psychosozialen Entwicklungsprozessen eine humanistische Überzeugung von einem inneren Entwicklungspotential des Menschen und Gruppen entgegensteht.

Jeder familientherapeutische Ansatz arbeitet mit Subsystemen, nicht immer ist bei jeder Sitzung durchgehend die ganze Familie anwesend. Jedes geänderte Setting verlangt aber auch eine besondere Wahrnehmung für den Entwicklungsstand, die individuellen Bedürfnisse und Intentionen jedes Einzelnen.

Im folgenden Kapitel soll anhand der Beschreibung bestimmter Subsysteme der Familie die besondere Herangehensweise im personzentrierten Ansatz herausgestellt werden. Die Stärke dieses Ansatzes besteht gerade darin, aufgrund der Integration von systemischen Kenntnissen und entwicklungspsychologischem Wissen auf humanistischer Grundlage eine besondere Ebene des Verstehens herzustellen, die in sehr vielen unterschiedlichen Bereichen wirksam ist.

6.1 Das Paar in der Personzentrierten Familientherapie und -beratung

Andreas Renger

„Was tun Sie", wurde Herr K. gefragt, „wenn Sie einen Menschen lieben?" „Ich mache einen Entwurf von ihm", sagte Herr K., „und sorge, dass er ihm ähnlich wird". „Wer? Der Entwurf?". „Nein", sagte Herr K., „der Mensch".
(B. Brecht: Geschichten vom Herrn Keuner).

Im erziehungsberaterischen Alltag mag es einem so erscheinen, als sei die Paarberatung (oft in Gestalt der Elternberatung) ein Sonderfall der Familientherapie und -beratung. Tatsächlich treten aber in einer Vielzahl von Fällen, in denen zunächst auf das Kind bezogene Fragestellungen eingebracht werden, Paarkonflikte in den Vordergrund. Paarberatung und Paartherapie sind also eher fester Bestandteil von Familientherapie und –beratung als dass sie ein Randphänomen darstellten. Den damit verbundenen Fragestellungen widmen wir uns im Kapitel 6.2.

Im Folgenden beschäftigen wir uns mit den Besonderheiten der Paarbeziehung und der Paardynamik aus personzentrierter Sicht.

Die Paarsituation ermöglicht es, individuelle Inkongruenzen, die vom Individuum nicht symbolisiert werden können, weil sie zu viel Angst auslösen oder generell einen zu hohen Spannungszustand in der Person bewirken könnten, beim Partner wahrzunehmen und diese bei ihm zu symbolisieren. Auf diese Weise bleibt das eigene Inkongruenzerleben minimiert, die Inkongruenz wird in der Beziehung gesehen („Du bist nicht so, wie ich mir das vorstelle …") und am Verhalten oder an bestimmten Eigenschaften des Partners festgemacht. Dabei ist es unerheblich, inwieweit der Partner tatsächlich Träger dieser Eigenschaften ist oder wie groß der Anteil an „Projektion" und wie viel Realanteile in diesem Prozess eine Rolle spielen mögen. Entscheidend ist, dass auf der Beziehungsebene versucht wird, etwas zu erledigen, was als Inkongruenz auf der Ebene der Person ihren Ausgang nahm. Die daraus entstehende Erwartung, der Partner könnte durch eine Verhaltensänderung bei sich die Person aus ihrem Inkongruenzerleben erlösen, ist nicht erfüllbar.

Trifft diese Erwartung bei der anderen Person tatsächlich auf ein analoges Inkongruenzerleben, so ist auch diese Person in der Gefahr, ihr eigenes Inkongruenzerleben als Inkongruenz auf der Paarebene zu symbolisieren. Gedanken an Trennung vom Partner verheißen Lösung aus der nun gemeinsam geschaffenen Paar-Inkongruenz. Von der eigenen Person, in der die Inkongruenz ihren Anfang nahm, ist eine Trennung schließlich nicht möglich.

Paare kommen in aller Regel freiwillig und – anders als in der Familientherapie – zumeist stärker mit einem Leiden an der Beziehung, seltener mit dem Leiden an einem Symptom in die Paartherapie. O'Leary (2012, 96f.) listet die häufigsten Gründe für das Aufsuchen einer Paartherapie auf:

- Es gab einen Vorfall: eine Affäre oder der Versuch, eine Affäre zu beginnen, ein Gespräch über verlorengegangene Liebesgefühle. Dies ist verheerend für den einen Partner, verbunden mit Schuldgefühlen für den anderen.
- Eine sehr heftige Auseinandersetzung oder eine Auseinandersetzung zu viel, sodass die Beziehung in einem Ausnahmezustand erlebt wird. Oft so, als wäre sie nicht mehr aufrechtzuerhalten.
- Schwierigkeiten mit den Kindern (besonders in Patchworkfamilien), die einen oder beide Partner zu der Auffassung bringen, dass die Kinder Schaden nehmen.
- Eine Person in der Beziehung hat das Gefühl, der andere vernachlässigt die Beziehung schon allzu lange, und möchte die Beziehung verlassen, wenn der andere sich nicht bald ändert.
- Chronische Belastungen, Arbeitslosigkeit, Krankheit oder schwerwiegende finanzielle Differenzen, die nicht länger umgangen werden können.
- Alkohol- oder Drogenmissbrauch in jeglicher Form.
- Sexuelle Frustrationen bei einem oder bei beiden Partnern.
- Eine Vereinbarung, die einmal aufgrund einer Sichtweise bezüglich Geschlechterrollenverteilung getroffen wurde und die nun für einen von beiden oder für beide nicht mehr möglich ist.
- Eine Person fühlt sich nicht mehr geliebt und drückt ihre Unzufriedenheit in Kritik aus. Der andere zieht sich daraufhin zurück und ist noch weniger bereit, seine Liebesgefühle zu zeigen.
- Eine immer dringender werdende Angst, das Glück zu verpassen. Jeder Partner fühlt sich unfähig, den anderen so zu akzeptieren, wie er ist, ohne sein zukünftiges Glück oder seine Würde zu riskieren.

Gottman (1999), von dem die empirisch am weitesten gesicherten Erkenntnisse zur Paarzufriedenheit stammen, bemerkt, dass Paare, die sich wenig streiten, genauso viel Probleme haben wie streitende Paare, allerdings haben sie in einem Verhältnis von fünf zu eins mehr positives Erleben als die streitenden Paare. Das Ergebnis zeigt uns, dass es weniger die objektiven Belastungen sind, die zur Beziehungsunzufriedenheit beitragen, sondern eher die Frage, in welchem Ausmaß das Erleben und die Verarbeitung von Erleben hierzu beitragen.

Das Arbeiten an eben diesen Phänomenen, vor allem unter dem Aspekt, wie mein Partner diese Belastung erlebt und verarbeitet und von welchen Gefühlen er dabei vorrangig berührt ist, stellt den Fokus einer personzentrierten Paartherapie dar. Rottländer (2017) spricht hier von der Metaebene des Mentalisierens, also dem Mentalisieren über das Mentalisieren des Partners und nennt dies „therapeutisch gesehen“ […] „die eigentlich relevante Ebene“.

BEISPIEL

Stellen wir uns eine Paarbeziehung vor, in der jeder einzelne durchaus gut in der Lage ist, sich selbst und auch den anderen zu mentalisieren, so ist damit noch nicht die Ebene erreicht, auf der sich Missverständnisse und Konflikte hauptsächlich abspielen. Erst wenn der Ehemann beispielsweise in der Lage ist, auch darüber zu sprechen, welche Ängste er hat, wenn er daran denkt, seine Frau könnte ihn auslachen, wenn er ihr seine Verlustängste gesteht, entsteht ein Maß an Intimität, das Verletzlichkeit mit einschließt und gemeinsames Wachstum erst möglich macht.

Auch O'Leary (2012) nennt unter den „Common factors“ erfolgreicher Therapeuten ihre Fähigkeit, die Metaebene zu betonen. Beides, also auch das Mentalisieren auf der Metaebene wird bei Fonagy et al. (2002) als Mentalisieren verstanden, beides trägt zu einem Mehr an Realitätserleben in der Beziehung bei. Rottländer (2017, 28) sagt hierzu: „Mentalisieren in der Partnerschaft ist wunsch-, projektions- und illusionsgefährdend“. Es führt also zu einem Mehr an Realität, zu einem Erkennen, wie der Partner „wirklich“ ist. Es beschreibt nicht nur einen psychischen Vorgang, sondern auch eine bestimmte Haltung gegenüber mentalen Zuständen. Allen beschreibt diese Haltung als „ein forschendes, neugieriges, offenes – und sogar spielerisches – Interesse an mentalen Zuständen des Selbst und anderer Menschen“ (Allen et al. 2011, 201). Hier sei noch einmal an Rogers (1990) erinnert und an sein Bekenntnis, er sei eigentlich nicht daran interessiert zu helfen, sondern zu verstehen. Dieses Bedürfnis können wir jedem Menschen unterstellen, befindet er sich in einer Paarbeziehung oder auch nicht.

Rogers (1975) nennt in seiner „Partnerschule“ (so damals der deutsche Titel) vier Punkte, die für ihn als Voraussetzungen einer gelingenden Partnerschaft gesehen werden können, und die er als eine Art des gegenseitigen Gelöbnisses beider Partner formuliert:

- Hingabe, Bindung: Beide Begriffe sieht er im Kontext eines wechselseitigen Wachstums, gegenwartsbezogen, nicht auf die Vergangenheit gerichtet.

- Kommunikation: Die Bereitschaft, dem Partner jedes positive wie negative Gefühl als Teil des lebendigen gegenwärtigen Ichs mitzuteilen.
- Aufhebung der Rollen.
- Eine selbständige Person werden: „Je selbständiger beide werden, desto größer die Chance für eine starke Bindung“ (Rogers 1975, 175). Dies kann sich in vier Schritten vollziehen:
  - Die Entdeckung des eigenen Selbst
  - Die Akzeptierung des Selbst
  - Fallenlassen der Masken
  - Eigene Erfahrungswerte entwickeln (Ort der inneren Bewertung)

Intimität. Genau hier aber, wo es darum geht, uns in der Beziehung ganz zu zeigen, mit unseren Inkongruenzen, unseren Wünschen und Intentionen verstanden werden zu wollen, sind wir am verletzlichsten. Die Erfahrung, sich in der Beziehung in seiner ganzen Unverstelltheit dem Partner zumuten zu können, bezeichnet David Schnarch (2011) als Intimität. Hantel-Quitmann (2013, 64) nennt Intimität „das Ergebnis eines Prozesses gegenseitiger und zunehmender Selbstöffnung“.

Eltern sind auf der Paarebene nicht nur Modell für die mehr oder weniger gelingende Entwicklung von Intimität ihrer Kinder. Ganz unmittelbar, aber implizit gibt das Ausmaß an gelebter Intimität der Eltern die Grenzen vor, worüber in der Familie gesprochen werden darf, welche Gefühle gezeigt werden dürfen und welche nicht. Damit ist die gezeigte Intimität der Eltern auf der Paarebene die entscheidende Variable für die Entwicklung von Kongruenz und Inkongruenz in der Familie.

Ziel von Paartherapie in Schnarchs Verständnis ist die Förderung von Selbstdifferenzierung beider Partner, der Weg zu ihr geht über empathisches Verstehen, Akzeptanz und Intimität. Auch hier gilt, dass die Fähigkeit zur Selbstdifferenzierung auf der Paarebene eine Grundvoraussetzung für eine Autonomieentwicklung der Kinder darstellt. Die Erfahrung eines gemeinsamen emotionalen Erlebnisraumes fördert nicht die Verschmelzung, sondern die Selbstdifferenzierung.

Paartherapie im Rahmen der PZFT ist also nie ein isolierter Prozess. Sie liefert Eltern implizit oder explizit die Grundlagen für eine Entwicklung im Sinne einer „Bezogenen Individuation“ ihrer Kinder (Stierlin 1975). Stierlin führte den Begriff im Zusammenhang mit den Ablösungsprozessen von Jugendlichen ein, um zu verdeutlichen, dass eine Ablösung aus dem Elternhaus sich nur unter den Bedingungen eines Gleichgewichts von Autonomie und Gebundenheit vollziehen kann. Aber auch Paarbeziehungen leben und können sich nur unter den Bedingungen von Dialektik von Bindung und Autonomie entfalten.

Sexualität. Greifen wir den oben beschrieben Begriff der Intimität im Sinne einer Paar-Kongruenz als neu hinzugewonnenen Bestandteil einer personzentrierten Paartherapie wieder auf, wird klar, dass dieser Begriff nicht nur umgangssprachlich mit Sexualität in einem engen Zusammenhang steht. Das Sich-Zeigen in der eigenen ganzen Nacktheit, also frei von allen Hüllen und Fassadenhaftigkeit, ist die Voraussetzung für die „Hingabe an das eigene Selbst und das des Anderen" (Teichmann-Wirth 1992, 299), was als „kongruente Sexualität" bezeichnet wird. Ein Prozess, der „Ko-Evolution" (Willi 1987), also gemeinsames Wachstum, erst möglich macht.

Spätestens zum Zeitpunkt der Pubertät der Kinder (tatsächlich aber schon in den ersten Lebensjahren) wird die Frage, welche Form der Sexualität und Zärtlichkeit die Eltern miteinander gelebt haben, entscheidend für die Entwicklung der eigenen Sexualität der Kinder. Geschlechterrollenunsicherheit, häufig auch Identitätsunsicherheit im Zusammenhang mit Essstörungen und Zwangsstörungen sind nicht unabhängig davon zu betrachten, wie die Kinder die Sexualität ihrer Eltern erlebt haben. Eltern mit gut integrierter Sexualität sind ein Modell für Autonomie und Abgrenzung ebenso wie für die Verantwortungsübernahme für die eigenen Wünsche und Bedürfnisse nach Zärtlichkeit und Nähe. Insofern stellt auch die Sexualität der Eltern eine wichtige Variable im Zusammenhang von Fragen zur Prävention von sexuellen Übergriffen dar.

Eingedenk der Tatsache, dass eine unbefriedigende Sexualität zwischen den Eltern häufig ein Trennungsgrund darstellt, kann die Einbeziehung von Sexualität in die Paar-Arbeit mit den Eltern zudem ein die Beziehung heilender und stabilisierender Faktor innerhalb der PZFT sein, der den Kindern ein Gefühl von Zuverlässigkeit, Beständigkeit und Bindungssicherheit bietet.

Emotionsfokussierte Therapie. Das ursprünglich von Leslie Greenberg aus dem personzentrierten Ansatz, der Gestalttherapie, aber auch aus der Bindungstheorie entwickelte Verfahren soll hier nicht unerwähnt bleiben, da es in den letzten Jahren auch in Deutschland eine starke Verbreitung in der Arbeit mit Paaren gefunden hat. Einem personzentrierten Verständnis ganz ähnlich steht die Förderung der Wahrnehmung emotionalen Erlebens als elementares Prinzip der emotionalen Veränderung im Mittelpunkt. Aufgabe des Therapeuten ist es, den Klienten zu seinem emotionalen Erleben hinzuführen (Greenberg 2014). Dabei trifft Greenberg eine Unterscheidung zwischen primären Emotionen, die adaptiv und maladaptiv sein können, und sekundären Emotionen, die er als grundsätzlich maladaptiv bezeichnet. Adaptive Emotionen helfen dem Menschen bei der Erfüllung grundlegender Bedürfnisse.

Maladaptive Emotionen sind jene alten, vertrauten Gefühle, die immer wieder auftreten und sich nicht verändern, wenn sich die Umstände ändern. Ihr

Erleben hilft weder bei der Lösung von Problemen noch bei der Erfüllung zentraler Bedürfnisse.

Ziel der Therapie ist es, einen Transformationsprozess von den sekundären, maladaptiven Emotionen zu primär adaptiven Emotionen anzustoßen. Diese emotionale Verarbeitung vollzieht sich in der Einzeltherapie in sechs empirisch basierten Prozessen, die in der emotionsfokussierten Paartherapie auf neun Schritte erweitert wurden (Heekerens 2000):

1. Der Therapeut stellt fest, welche Konfliktthemen es gibt und wie jeder einzelne Partner die Partnerschaft erlebt.
2. Der Therapeut stellt fest, welche Position der Partner jeweils im negativen Interaktionszyklus einnimmt.
3. Der Therapeut führt die Partner dazu, die dem Bewusstsein zunächst nicht zugänglichen Emotionen im Interaktionsprozess wahrzunehmen (**Awareness**). Hierzu wird auch dem Körpererleben eine gewichtige Bedeutung beigemessen – eine Anlehnung an das **Focusing** von E. Gendlin (2004).
4. Das Paarproblem wird in der Weise umgedeutet, dass es jetzt im Rahmen der bislang nicht bewussten Gefühle verstanden werden kann (**Transformation**).
5. Die Klienten werden ermuntert, zu diesen neu formulierten Gefühlen und Bedürfnissen zu stehen.
6. Die Klienten werden ermuntert, auch die Gefühle des Partners zu akzeptieren.
7. Der Therapeut hilft dabei, echte Bedürfnisse (**felt needs**) zum Ausdruck zu bringen.
8. Der Therapeut hilft dabei, neue Interaktionspositionen, die ein restrukturiertes emotionales Band konstituieren, zu erkunden.
9. Der Therapeut hilft dabei, dieses Band zu festigen.

Es fällt auf, welch steuernde und strukturierende Funktion hier dem Therapeuten zukommt. Auch wenn Greenberg die therapeutische Präsenz als eine wichtige Vorbedingung für die Roger'schen Grundvariablen hält (Stumm/Keil 2014), erscheint er in diesem Modell eher als Manager einer Subjekt—Objekt—Beziehung. Im Dienste einer emotionalen „Tiefung" und einer Minimierung von rational-reflexiver Kontrolle ist der Therapeut deutlich mehr als nur ein Facilitator eines im Klienten ablaufenden Explorations- und Experiencing-Prozesses.

Gefühle haben im personzentrierten Ansatz „zwar einen hohen Stellenwert in der praktischen Arbeit", machen „aber nur einen Teil des gesamten Erlebens einer Person" aus. Daneben „können auch kognitive Prozesse, Imaginationen oder Körpersensationen" in der alltäglichen Arbeit symbolisiert werden. „In der

Emotionsfokussierten Therapie dagegen wird Emotionen eine primäre Qualität zuerkannt" (Keil/Stumm 2014a, 63).

Auch wenn O'Leary (2012) eine sehr große Ähnlichkeit zu seiner eigenen Arbeit sieht, so macht er doch deutlich,

- dass ein personzentrierter Therapeut eher dem Klienten folgt als einer vorgegebenen Struktur – wie zwingend auch immer.
- dass kein personzentrierter Therapeut davon ausgeht, dass es ein anwendbares Muster für alle Klienten geben kann.
- dass ein Therapeut, der Schritt für Schritt einer Agenda folgt, Gefahr läuft, aus dem Kontakt zu seinen Klienten zu geraten, indem er mehr der Absicht folgt, dem Regelwerk zu genügen, als dem Prozess.

6.2 Besonderheiten in der Beratung mit Eltern

Andreas Renger

Seit den 1980er Jahren findet in Erziehungs- oder Familienberatungsstellen ein relativ großer Teil der Arbeit mit Eltern im Rahmen von Elternkursen statt. Sie sind vor allem als Präventionsprogramme gedacht und sind in ihrer Ausrichtung kognitiv-behavioral (Triple P), systemisch (systemisches Elterncoaching), individualpsychologisch-humanistisch (STEP) oder humanistisch („Starke Eltern – starke Kinder") orientiert. Einen guten Überblick bietet hier Tschöpe-Scheffler (2003).

Der Begriff des Eltern-Coachings wird auch von Jesper Juul in seinen zahlreichen Veröffentlichungen gewählt. Ihm geht es vor allem um einen gelassenen Umgang in Erziehungsfragen (Juul 2010). In der Sprache der Bindungstheorie und der Mentalisierungstheorie geht es ihm neben Themen wie Grenzen, Respekt und Eltern als Vorbilder hier auch um die Frage der Affektregulation in der Familie.

Im Rahmen des personzentrierten Ansatzes entwickelte eine Projektgruppe (Rosen 2008) die Personzentrierte Elternschule „Miteinander leben" und bildete zahlreiche Berater diesem Konzept entsprechend aus.

Sie richtet sich an Eltern, die ihre Kompetenzen nutzen und Eigenverantwortung wahrnehmen wollen. Dabei wird der Wahrnehmung für eine Haltung, „die zu mir passt", vor einem „richtigen Erziehungsverhalten", wie ihn Erziehungsratgeber vorhalten oder wie Eltern es aus der persönlichen Umgebung als Anspruch erfahren, die Priorität gegeben. Hierin kommt das Vertrauen in die eigene Kompetenz als Eltern, aber auch das Vertrauen in die Kompetenz des Kindes für sich selbst und in die von ihm gemachten Erfahrungen zum Ausdruck. Döring und Monden-Engelhardt (2011) fassen die acht Kursblöcke von Rosen zusammen:

Beim Erziehen spielen immer zwei Kinder mit. Wie wirkt sich der Umgang, den die Eltern als Kind erfahren haben, auf das eigene Erziehungsverhalten aus?

- Wissen fördert Verständnis: Informationen über Grundbedürfnisse kindlicher Entwicklung mit dem Ziel, das Verhalten meines Kindes besser zu verstehen.
- (Über-)Leben als Eltern: Was tut mir gut? Bewusstwerden der eigenen Bedürfnisse.
- Verständnis fördert das Miteinander. Aktives Zuhören und einfühlsames Verhalten.
- Wenn ich klar bin, bin ich glaubwürdig.
- Wie setze ich Grenzen, wie schaffe ich Raum?
- Regeln erleichtern das Miteinander.
- Miteinander leben: Wie hat der Kurs mein Selbstbild verändert?

In der unmittelbaren PZFT entspricht die Beratung mit den Eltern der Arbeit mit einem Subsystem im Dienste einer familientherapeutischen Zielsetzung. Die Indikation für eine vorübergehende oder andauernde Arbeit ausschließlich mit den Eltern, ohne Kinder, kann recht unterschiedlich sein:

1. Der Erstkontakt mit der Familie soll ohne die Kinder stattfinden. Viele Familientherapeuten gehen so vor, wenn nicht abzuschätzen ist, mit welchem Anliegen die Eltern die Familienberatung aufsuchen, und mit wie viel oder wenig Wertschätzung und Rücksicht für das Kind sie über ihre Belastungen als Eltern sprechen können. Da eine wesentliche Aufgabe des Familientherapeuten im PZFT der Schutz aller Familienmitglieder (Kap 5.5) vor Beschämung und Verletzung ist, es den Eltern aber ebenso zusteht, über ihre Kinder klagen zu dürfen und ihren Gefühlen von Hilflosigkeit, Wut und Verzweiflung Ausdruck zu verleihen, kann eine Trennung zwischen den Generationen hier zu Beginn der PZFT angezeigt sein.
2. Die Anamnese zum Problemverhalten des Kindes kann für das Kind eine Erschwernis darstellen, an weiteren Sitzungen der Familienberatung bereitwillig teilzunehmen.
3. Die Familienthemen beziehen sich weitgehend auf die Erwachsenenebene (Konflikte mit den Schwiegereltern, Probleme am Arbeitsplatz eines Eltern-

teils, finanzielle Sorgen, Paarkonflikte inkl. bestehender Trennungsabsichten).
4. Zwischen den Eltern herrscht eine hochstrittige Atmosphäre, der das Kind im Rahmen von Familiensitzungen in einem hohen Maß ausgesetzt wäre.
5. Das Kind oder zumeist der Jugendliche verweigert explizit die Teilnahme am Familiensetting.
6. Der Jugendliche wünscht seinerseits Gespräche für sich alleine. Hier stellt sich die Frage, ob ein Kollege eine separate Beratung für die Eltern anbieten kann.
7. Die Erziehungsschwierigkeiten lassen sich auf erkennbar mangelndes Wissen über kindliche Entwicklung oder mangelnde Fertigkeiten zurückführen. Dies kann eine Elternberatung im Sinne einer Aufklärung sinnvoll machen.

Weinberger (2001, 114) gibt eine Reihe wertvoller Hinweise, welche Punkte mit Eltern im Einzelgespräch behandelt werden sollten. Diese Punkte werden hier unter Ergänzung von Fragen aus dem systemischen Hintergrund wiedergegeben:

- Was finden die Eltern genau auffällig?
- Wen besorgt das Verhalten am meisten?
- Wann trat die Verhaltensauffälligkeit zum ersten Mal auf?
- In welchen Situationen ist das Verhalten jetzt da? In welchen Situationen ist es nicht da?
- Was hat jeder Elternteil für Erklärungen für das Verhalten?
- Wer leidet am meisten unter der Situation?
- Was haben die Eltern schon alles unternommen?
- Kennen die Eltern ein solches Verhalten aus eigener Erfahrung?
- Was würde sich ändern, wenn das Verhalten nicht mehr aufträte?

Ebenso sind pädiatrische Fragestellungen abzuklären und auch die Ressourcen des Kindes detailliert zu erfragen.

Nicht selten haben Eltern die Erwartung, dass endlich therapeutisch mit dem Kind, „mit dem etwas nicht stimmt", gearbeitet werden sollte. Eine allzu weit gehende Beschäftigung mit ihnen als Eltern erleben sie als Schuldzuweisung oder Verantwortungszuschreibung, der sie sich zu entziehen versuchen. Daher ist das Vorgehen in einer Familienberatung auch unter diesem Aspekt mit den Eltern im Vorfeld genau zu besprechen.

In der Arbeit mit Eltern aus anderen Kulturkreisen mit einem anderen Verständnis der elterlichen Rolle und einer an die Dorfgemeinschaft delegierten Autorität beispielsweise sind solche Implikationen genau zu besprechen. Einem arabischen Vater, dem nach seinem Verständnis bedingungsloser Respekt durch seine Kinder zusteht, ist schwer zu erklären, dass er durch sein Verhalten oder durch die Veränderungen der kulturellen Rahmenbedingungen Respekt verlieren kann und er durch eigenes Verhalten zu seinem Respekterhalt beitragen kann. Gespräche hierüber können u.U. nur im geschützten Rahmen der Erwachsenen geführt werden.

6.3 Familien mit Säuglingen und Kleinkindern

Ulrike Hollick

„Babys sind Lehrmeister" (Harms 2016a, 14).

Wohl keine Phase im Leben einer Familie ist so sensibel wie die Zeit, in der aus einem Paar Eltern werden. Doch erst Kinder machen eine Familie zur Familie und mit dem Übergang zur Elternschaft tauchen Fragen, Unsicherheiten und häufig Unterstützungsbedarf auf. Auch bei jedem weiteren Kind werden die Eltern, und dann auch die Geschwister, gefordert, sich mit ihrer Rolle, Position in der Familie, den neuen Anforderungen und ihren innerfamiliären Beziehungen auseinanderzusetzen. Gleichzeitig ist dies jedoch auch eine Zeit, in der Familien bei Bedarf häufig besonders offen sind, Hilfe und Unterstützung anzunehmen in dem Bemühen, für jeden einzelnen und die gesamte Familie eine gesunde Entwicklung zu ermöglichen.

Dies ist allerdings nicht unbedingt förderlich: Zu viele verschiedene gutgemeinte „Ratschläge" müssen sortiert und geprüft werden. Darüber kann Eltern das Vertrauen in die eigenen intuitiven Kompetenzen verloren gehen.

Oberstes Gebot ist es daher in der PZFT mit Familien gerade mit sehr kleinen Kindern, den Eltern eine unbedingte Wertschätzung entgegenzubringen und sie in ihrem Selbstwirksamkeitserleben zu bestärken.

Dennoch ist es hilfreich, verunsicherten Eltern eine Orientierung zu geben, welche Entwicklung ihres Kindes gesund, normal und altersentsprechend ist. Dazu sollte der Therapeut über fundiertes Wissen über die Gesamtentwicklung eines Kindes sowie über Erfahrung in der Eltern-Kleinkind-Interaktion verfügen. Gegebenenfalls sollte er auf einschlägige Literatur bzw. erfahrene Kollegen zurückgreifen. Die besondere Vulnerabilität kombiniert mit den ausgeprägten Belastungsfaktoren in dieser frühen Phase legen gerade im Hinblick auf Kinderschutz eine Vernetzung und Kooperation mit Einrichtungen der Frühen Hilfen nahe (Ziegenhain et al. 2006).

In der Begegnung mit Eltern sollte eines stets im Blick behalten werden: In den meisten Familien gelingt der Übergang zur Elternschaft ohne externe Hilfen, und grundsätzlich ist die Geburt eines Kindes per se etwas Wunderbares.

Umso belastender kann es für Eltern sein, wenn die Umstellung auf die neue Situation nicht so reibungslos gelingt, wie sie es sich wünschen. Die Freude über die Geburt eines Kindes kann z. B. durch die erhöhten Anforderungen oder zusätzliche psychosoziale Belastungen wie Frühgeburt, Erkrankungen, Paarkonflikte etc. überschattet werden. Dies kann dann zum Anlass werden, die PZFT in Anspruch zu nehmen.

Aber auch Familien, die die Geburt ihres Kindes nicht als etwas Positives erleben bzw. Eltern, die nicht oder kaum in der Lage sind, ihr Kind ausreichend zu versorgen, und bei denen es darum geht, ihre Erziehungsfähigkeit zu überprüfen oder zu unterstützen, begegnen uns in der PZFT und bringen noch einmal besondere Anforderungen mit sich.

Zunächst ist es für alle an der Sitzung Beteiligten wichtig zu klären, welche Voraussetzungen gegeben sein sollten, um sich auf den Beratungsprozess einlassen zu können.

Wenn das Baby in der Sitzung dabei ist, haben viele Eltern Sorge, es könnte anfangen zu weinen, das Gespräch stören, und sie könnten sich dann nicht mehr konzentrieren. Daher ist es wichtig, als Therapeut eine klare Haltung zur Anwesenheit des Babys zu formulieren, die die Familien entlastet.

Dass Babys ggf. auch während der Sitzung gestillt, gefüttert oder gewickelt werden können und die Familie z. B. die dem Kind vertraute Decke mitbringen kann, führt zum einen zu einer Entspannung, zum anderen signalisiert es die Haltung des Therapeuten, dass jedes Familienmitglied willkommen ist und in seinen Bedürfnissen ernst genommen wird. Zudem bietet ja gerade diese Situation die Möglichkeit, die Eltern in der Interaktion mit ihrem Kind zu erleben.

Wenn die Eltern alleine zu einem Termin kommen möchten, ist es wiederum wichtig, zu erfragen, wie es den Eltern damit geht, dass das Baby in der Zwischenzeit anderweitig betreut wird. Auch dies kann bereits wichtige Informationen über die familiäre Situation, ihre Ressourcen, aber auch ihre Gestaltung und ihr Erleben des Alltags liefern. Der Therapeut sollte entsprechend kultursensibel darauf eingehen.

Viele Familien kommen u. a. mit dem Wunsch, mehr Sicherheit im Umgang mit ihrem Baby zu erlangen. Wie bei älteren Kindern ist der Therapeut auch hier in seiner Rolle als Übersetzer gefragt, d. h. er muss selbst die Signale des Babys verstehen und diese den Eltern vermitteln können. Im nächsten Schritt gilt es, die Eltern darin zu unterstützen, wie sie selbst den Ausdruck ihres Babys

„lesen" lernen (Ziegenhain et al. 2016) und entsprechend entwicklungsförderlich beantworten können. Dazu können aus vier sog. Verhaltenssystemen des Neugeborenen (nach Als 1984 in Ziegenhain et al. 2006, 66) Informationen über das Befinden des Babys gezogen werden:

- Autonomes System (Atmung, Haut, Verdauung);
- Motorisches System (Koordination der Bewegungen, Tonus);
- System der Schlaf-/Wachzustände (Selbstberuhigendes Verhalten bei Erregung, Wachheitsgrad und dessen Aufrechterhaltung);
- Interaktives System (Aufmerksamkeit für Reize, ruhige Bewegungen bei Anregung, Blickkontakt, später Lächeln etc.).

Werden auf diesen vier Ebenen die Signale des Babys, die sog. Feinzeichen beachtet, ermöglichen sie den Eltern, sich auf das Baby mit seinen Bedürfnissen einzustellen und sich in der Interaktion von ihm leiten zu lassen. Dazu gehört allerdings auch die Fähigkeit der Eltern, sich gegenüber ihrem Kind feinfühlig zu verhalten, was sich z. B. auch in ihrem Tempo, ihrer Mimik, Stimme, Gestik und Sprache zeigt. Ainsworth hat dazu eine Skala zum elterlichen feinfühligen Verhalten verfasst, auf die hier zurückgegriffen werden kann, und die in deutscher Fassung ausführlich bei Ziegenhain et al. (2016) beschrieben ist.

Je kleiner ein Kind ist, umso deutlicher kommt seine Befindlichkeit durch die Sprache des Körpers zum Ausdruck. Auch etwaige emotionale Belastungen zeigen sich auf der körperlichen Ebene. So sind Schlaf- und Fütterstörungen sowie übermäßiges Schreien, sog. Regulationsstörungen, immer auch im Hinblick auf die emotionale Situation sowohl des Babys als auch der Eltern bzw. der gesamten Familie zu betrachten (Papoušek et al. 2007). Dass ein Baby lernt, sich selbst regulieren zu können, setzt auf Seiten der Eltern neben der Feinfühligkeit Verlässlichkeit, Regelmäßigkeit, Spiegelung, eine genaue affektive Abstimmung sowie Mentalisierungsfähigkeit voraus (Kap. 4.4.3). Eltern müssen und können ihre Kinder durch Ko-Regulation und Strukturierung darin unterstützen, sich selbst zu regulieren.

Es besteht durchaus die Gefahr, dass aus solchen anfänglichen Schwierigkeiten im Miteinander ein Teufelskreis entsteht und die Situation immer weiter eskaliert. Allerdings kann dieser Teufelskreis durch geeignete Unterstützung unterbrochen und damit zu einer gelingenden Eltern-Kind-Interaktion beigetragen werden.

So sind in den letzten Jahren vermehrt Ansätze zur Eltern-Säuglings-Kleinkindtherapie entwickelt worden. Einige davon stellen die Interaktion in den Mittelpunkt, aus personzentrierter Sicht können diese gut in die PZFT integriert werden.

Dazu können z. B. Video-Analysen und Feedbacks genutzt werden, um den Eltern ihre gelingenden Interaktionen zu zeigen, und ihnen damit zu ermöglichen, sich selbst als kompetente Eltern zu erleben, wie dies z. B. in der Entwicklungspsychologischen Beratung (Ziegenhain et al. 2006) der Fall ist.

Hierbei steht die Perspektive des Kindes im Zentrum der Aufmerksamkeit. Die Eltern erhalten Informationen über die allgemeine Entwicklung von Säuglingen und Kleinkindern und wenden diese im Hinblick auf ihr eigenes Kind an. Sie werden in ihrer Rolle als Eltern bestärkt und angeleitet, im Kontakt mit ihrem Baby drei Schritte zu beachten: Sehen – Verstehen – Handeln.

In der PZFT liegt ein zusätzlicher Fokus darauf, wie sich die einzelnen Familienmitglieder in ihrer Rolle erfahren: Wie geht es den Eltern damit, wie sie sich in der Beziehung zueinander und zu ihrem Baby, zu den Geschwistern oder anderen Familienangehörigen erleben? Welche Auswirkungen hat dies wiederum auf ihre Bedürfnisse?

Wie in Kapitel 4.4.1 dargestellt, spielen besonders die ersten Monate im Leben eines Kindes eine wesentliche Rolle im Hinblick auf die Bindungsentwicklung und damit auch auf die Gestaltung der familiären Beziehungen. Gerade deshalb ist es so wichtig, schon möglichst früh auch präventiv anzusetzen, um einer Inkongruenzentwicklung oder Symptomentstehung vorzubeugen und die Entwicklung einer sicheren Bindung zu unterstützen.

Möglichst früh bedeutet hier ggf. schon vor einer Schwangerschaft, da sowohl eigene Erfahrungen in der Herkunftsfamilie als auch die Verarbeitung etwaiger Traumata einen Einfluss auf das Kind, das Familienkonzept und die Beziehungsgestaltung haben können. Diese Konzepte müssen nun in der Realität umgesetzt werden und ihre Tragfähigkeit wird sich erst jetzt zeigen. Dabei zu berücksichtigen sind die jeweils unterschiedlichen Wahrnehmungen, geprägt durch die eigenen Beziehungserfahrungen, das jeweilige Selbstbild und die Erwartungen an die eigene Rolle und die des Partners.

Die bewusste Auseinandersetzung damit kann also einen wichtigen Beitrag zu einer gesunden familiären Entwicklung leisten. Hierbei kommt dem Therapeuten auch die Aufgabe zu, den Aufbau gelungener Dyaden und Triaden zu unterstützen, indem er die Repräsentation der Eltern-Kind-Interaktion beachtet (Stern 2006). Dies ist auch wenn die Kinder größer sind eine wichtige Voraussetzung für ein gelungenes Miteinander in der Familie.

Der Übergang zur Elternschaft wird in der Fachliteratur als ein kritisches Lebensereignis gesehen (Gloger-Tippelt 1988). Veränderungen machen sich ebenfalls auf der Paarebene bemerkbar. Wo zuvor die Zeit und Aufmerksamkeit nur auf den Partner bezogen war, muss diese nun mit dem neuen Familienmitglied geteilt werden. Häufig stehen dessen Bedürfnisse so stark im Vordergrund, dass die Paarebene nicht mehr gepflegt wird und die beiden sich nur noch als Eltern, aber nicht mehr als Paar erleben. Dies ist oft mit unterschiedlichen Erwartungen verbunden, wann wieder welche gemeinsamen Paaraktivitäten ohne Kind möglich sein werden. Eltern müssen daher über die Fähigkeit verfügen, sich selbst und die eigenen Bedürfnisse zurückzustellen, aber auch Verantwortung dafür übernehmen, dass diese ihre Berechtigung haben. Hier muss sich das Elternpaar gegenseitig unterstützen. Daher gilt es, behutsam eine Balance mit einander herzustellen, dass alle Bedürfnisse berechtigt sind und gewürdigt werden sowie zu prüfen, welche zentral sind, damit die Familie stabil und entwicklungsfähig bleibt, um so zu einem dynamischen Gleichgewicht beizutragen (Kap. 4.3.1).

Der Personzentrierte Ansatz mit seiner erlebten Grundhaltung von Empathie, Akzeptanz und Kongruenz kann Eltern bei der Herausbildung ihres eigenen Erziehungsstils eine Orientierung geben. Er kann sie darin unterstützen, wie sie zu einer gelingenden Entwicklung ihrer Kinder und damit der ganzen Familie beitragen können.

Dafür benötigt der Therapeut umfassende Kenntnisse über die Phasen der kindlichen Entwicklung, ebenso wie über die damit verbundenen Entwicklungsaufgaben auch später, im Kleinkindalter, und deren mögliche Auswirkungen. So lösen z. B. erste Trennungserfahrungen oder die Autonomie- bzw. Trotzphase auch bei den Eltern eine eigene emotionale Dynamik aus, mit der der Therapeut in Resonanz gehen und darüber zu einer größeren Bindungssicherheit und einer erfolgreichen Bewältigung beitragen kann.

Eine Besonderheit soll in der Arbeit mit Säuglingen und Kleinkindern noch angemerkt werden: Selbstverständlich sollte der Therapeut auch zu diesen sehr jungen Kindern einen möglichst guten Kontakt aufbauen. Allerdings ist es in diesem Setting i.d.R. sinnvoll, zurückhaltender zu sein als mit älteren Kindern, und eher indirekt über die Eltern zu arbeiten. Es erfordert großen Respekt vor der besonderen Nähe der Eltern mit ihrem Baby, diese sollte nicht gestört werden. So sollte ein Therapeut bspw. einen weinenden Säugling nicht selbst beruhigen, sondern eher die Eltern im Kontakt mit ihrem Baby begleiten und im Hinblick auf ein sicheres Handling unterstützen.

Häufig ist z. B. zu beobachten, dass Babys auf dem Arm ihrer verzweifelt wirkenden, erschöpften Mutter schwer zur Ruhe finden, weil sie deren eigene Unruhe spüren. Eine fremde Person, die etwas mehr Abstand hat und die Ruhe bewahrt, gelassener bleibt, kann dann zwar ggf. dazu beitragen, dass das Baby aufhört zu weinen, würde jedoch damit leicht bei der Mutter den Eindruck erwecken, dass sie die „schlechtere Mutter“ ist und ihre Selbstzweifel verstärken.

Sinnvoller ist es hier dafür zu sorgen, dass sich die Mutter selbst gehalten fühlt (Harms 2016a). Dies sollte auch ganz konkret körperlich erlebt werden, z. B. durch Anlehnen an eine Wand, bewusstes Wahrnehmen des Untergrundes, der trägt, Atemtechniken, die beruhigen. Dies begünstigt, dass auch das Kind sich leichter beruhigen lässt, wenn es in einer Haltung getragen wird, die ihm Sicherheit, Halt, Geborgenheit und Wärme vermittelt. Darüber könnte die Mutter sich als kompetent erleben und in der Lage, sich gut um ihr Kind zu kümmern, was sich wiederum positiv auf die Interaktion zwischen Mutter und Baby auswirkt. Hier ist ein strukturierenderes und aktiveres Vorgehen förderlich.

Gleichzeitig sollten die Eltern immer wieder eingeladen werden, und dies muss der Therapeut selbst entsprechend kongruent vermitteln, den positiven Momenten im Zusammensein mit ihrem Kind Raum zu geben. Sie sollen und dürfen über die Einzigartigkeit und Kompetenz ihres Babys staunen. Eltern sollten ermutigt werden, sich auf das individuelle Tempo ihres Babys und auf seine Bedürfnisse einzulassen, die Intensität der Beziehung zu genießen und in dieser Freude, Kreativität und Sinn zu erfahren. So können sie (wieder) ihren eigenen intuitiven Kompetenzen trauen und zugleich die selbständigen Schritte ihres Kindes liebevoll unterstützen.

6.4 Beziehungsgestaltung mit Kindern

Ulrike Hollick

> *„Der Mensch spielt nur da, wo er in voller Bedeutung des Wortes Mensch ist, und er ist nur da ganz Mensch, wo er spielt (Schiller 1794 in Berghahn 2000, 88).*

Zur Beziehungsgestaltung mit Kindern verfügt der personzentrierte Ansatz über einen reichen Erfahrungsschatz durch die personzentrierte Beratung und Psychotherapie mit Kindern, Jugendlichen und deren Bezugspersonen, auf die auch im Rahmen der PZFT zurückgegriffen werden kann. Grundlage bildet hier die nicht-direktive Spieltherapie, die auf Virginia Axline, Schülerin von Rogers, zurückgeht. Ihr ist es zu verdanken, dass die von Rogers für Erwachsene formulierten Prinzipien auf die Arbeit mit Kindern übertragen und erweitert wurden.

Zentral ist hier die Auffassung, dass das, was in der Erwachsenentherapie i.d.R. durch das Medium Sprache geschieht, bei Kindern durch das Medium Spiel erfolgt. Spiel wird verstanden als die zentrale Ausdrucksform und als die Sprache des Kindes (Zulliger 1990). Wenn Kinder in der Beratung über ihre Aktivität selbst entscheiden können, nutzen sie 95% der Zeit für das Spiel, während die durchschnittliche Sprechzeit – meistens parallel zum Spiel – lediglich 20% beträgt (Schmidtchen 1996).

Im Spiel, v.a. im Symbol- und Rollenspiel, kann das Kind seine innere psychische Welt zum Ausdruck bringen, Erlebnisse verarbeiten und in die Zukunft gerichtete Schritte vorwegnehmen. Dabei sucht sich das Kind selbst das Spielmaterial, das für seine aktuelle Situation das Passende ist, und schafft sich den für seine Erlebnisverarbeitung idealen Erregungszustand. Z.B. werden Konflikte auf der Spielebene reinszeniert, bis das Kind für sich eine Lösung zur Verarbeitung gefunden hat und diese in sein Selbstbild integrieren kann. Dabei dürfen alle Gefühle, Freude, Angst, Wut, Traurigkeit etc. ihren Platz haben und werden vom Therapeuten empathisch begleitet. Dieser ist währenddessen höchst präsent, spielt mit und kann mit dem Kind in Resonanz gehen. Das bedeutet, dass er in ähnlicher Weise handelt wie das Kind und in seinem eigenen Tun das Erleben des Kindes so aufgreift, dass es sich tiefer erlebt und verstanden fühlt (Behr 2012).

Die Aufgabe des Therapeuten ist es, zu verstehen, was das Kind zum Ausdruck bringen möchte, dies in Sprache zu übersetzen und gleichzeitig dem Kind wiederum auf der Spielebene zu begegnen und zu antworten, um ihm ein tieferes Verstehen zu ermöglichen. Die Interventionen des Beraters erfolgen also sowohl verbal als auch auf der Spielebene. Oberstes Gebot ist dabei, dass das, was das Kind zeigt, für es selbst immer von Bedeutung ist. Dies muss vom Berater entsprechend wertgeschätzt werden. Er muss sich vor dem Hintergrund dessen, was er an Informationen über die Lebenswelt des Kindes hat, in das innere Erleben des Kindes einfühlen und versuchen, die jeweilige Bedeutung für das Kind zu erfassen.

> *„Hier wird deutlich, dass die Kinder- und Jugendlichen-Psychotherapie wegen dieser ‚Übersetzungsarbeit' oftmals schwieriger ist als die Erwachsenenpsychotherapie" (Fröhlich-Gildhoff 2003).*

Zentrales Element ist in der Arbeit mit Kindern die Beziehung und das Ermöglichen einer neuen korrigierenden emotionalen Beziehungserfahrung:

> *„In der therapeutischen Arbeit mit dem Kind geht es darum, sich auf eine gemeinsame Entdeckungsreise zu begeben: Das Kind soll neue Erfahrungen machen können und verzerrte oder verleugnete Erfahrungen korrigieren können. Dies geschieht in erster Linie durch spielerisches Handeln in einer emotional korrigierenden Beziehungserfahrung" (Weinberger 2001, 29).*

Im Zentrum steht dabei das Kind als Ganzes in seiner individuellen Bezogenheit und nicht in erster Linie das jeweilige Symptom oder Problem (Goetze 2002; Weinberger 2001). Symptome sind immer als ein dysfunktionaler Bewältigungsversuch innerseelischer Konflikte (Inkongruenzen) zu verstehen. Kinder sind meist diejenigen Familienmitglieder, die ihr Leid am deutlichsten zeigen (Baer 2013). Dies wird damit begründet, dass Kinder innerhalb der Familie das schwächste Glied sind und keine Wahlmöglichkeit haben, zudem oft die Symptomentwicklung die einzig mögliche Ausdrucksform darstellt. Diese muss als Sprache des Kindes in ihrer Funktion verstanden werden. Die Blickrichtung ist daher nicht defizitorientiert, sondern der Fokus liegt darauf, die Funktion dessen, was das Kind (ggf. auch an Symptomen) zeigt, im Hinblick auf seine Situation, zu begreifen.

Sind in einer Familie mehrere Kinder, sind diese sowohl in ihrer Individualität als auch in ihren besonderen geschwisterlichen Beziehungen und in der Wirkung, die sie auf einander haben, zu beachten und einzubeziehen.

Rein äußerlich ist ein besonderes Augenmerk auf die Ausstattung des Beratungszimmers zu legen: Kinder sollen sich hier wohlfühlen können und es muss für sie hinsichtlich Einrichtung, Material, Atmosphäre und auch Höhe und Erreichbarkeit entsprechend kindgerecht sein. Es ist hilfreich, eine Vielfalt an Spielmaterial zur Verfügung zu haben, das geeignet ist, den Ausdruck kindlichen Erlebens zu fördern. Zu nennen sind hier v.a. Verkleidungsutensilien, Tierfiguren, Puppen, Handpuppen, Malutensilien und kreative Möglichkeiten, Sandkasten und Arztkoffer, aber auch Bewegungsmöglichkeiten sowie Kissen, Decken, Material und Platz, sich z.B. eine Höhle als Rückzugsort zu bauen (Weinberger 2015, 130ff.).

Neben der Umsetzung der drei Basisvariablen Empathie, bedingungslose positive Wertschätzung und Kongruenz, ist es gerade in der Beratung mit Kindern wichtig, auf das Einhalten einer Struktur zu achten, die es sowohl dem Kind als auch dem Therapeuten ermöglicht, sich im Rahmen der Sitzung sicher zu fühlen. Axline formulierte acht Grundprinzipien, die nach wie vor in der Arbeit mit Kindern Gültigkeit haben:

1. Der Therapeut muss eine warme, freundliche Beziehung zum Kind aufnehmen, die sobald wie möglich zu einem guten Kontakt führt.
2. Der Therapeut nimmt das Kind ganz so an, wie es ist.
3. Der Therapeut gründet seine Beziehung zum Kind auf eine Atmosphäre des Gewährenlassens, so dass das Kind all seine Gefühle frei und ungehemmt ausdrücken kann.
4. Der Therapeut ist wachsam, um die Gefühle, die das Kind ausdrücken möchte, zu erkennen und reflektiert sie auf eine Weise auf das Kind zurück, dass es Einsicht in sein eigenes Verhalten gewinnt.
5. Der Therapeut achtet die Fähigkeit des Kindes, mit seinen Schwierigkeiten selbst fertig zu werden, wenn man ihm Gelegenheit dazu gibt, eine Wahl

im Hinblick auf sein Verhalten zu treffen. Der Entschluss zu einer Wandlung und das In-Gang-Setzen einer Veränderung sind Angelegenheiten des Kindes.

6. Der Therapeut versucht nicht, die Handlungen oder Gespräche des Kindes zu beeinflussen. Das Kind weist den Weg, der Therapeut folgt ihm.
7. Der Therapeut versucht nicht, den Gang der Therapie zu beschleunigen. Es ist ein Weg, der langsam Schritt für Schritt gegangen werden muss, und der Therapeut weiß das.
8. Der Therapeut setzt nur dort Grenzen, wo diese notwendig sind, um die Therapie in der Welt der Wirklichkeit zu verankern und um dem Kind seine Mitverantwortung an der Beziehung zwischen sich und dem Kind klarzumachen.

In den letzten Jahren hat sich die personzentrierte Arbeit mit Kindern weiterentwickelt. Entsprechend den Ergebnissen der empirischen Psychotherapieforschung wird die Beziehungsgestaltung noch stärker in den Mittelpunkt gestellt, als dies bei Axline der Fall war. Gleichzeitig entwickelte sich ein zunehmend differentielles Vorgehen bezüglich störungsspezifischer Aspekte, die in Handlungsleitlinien sowohl für die Therapie mit Kindern als auch für die entsprechende Zusammenarbeit mit den Bezugspersonen formuliert wurden. In diesem Zusammenhang kommt auch der Diagnostik eine besondere Bedeutung zu. Der Berater muss darauf achten, seine Sprache dem Entwicklungsstand des Kindes anzupassen, sowie die jeweiligen kindlichen Entwicklungsaufgaben zu berücksichtigen.

Die Beziehungsgestaltung mit den Kindern sollte sich immer daran orientieren, welche Grundbedürfnisse das Kind hat, und darauf achten, diesen gerecht zu werden. Dies sollte auch mit den Eltern entsprechend besprochen werden, der Berater hat hier neben der Aufgabe der korrigierenden emotionalen Beziehungserfahrung auch eine Vorbildfunktion.

Diese Grundbedürfnisse werden je nach Autor z.T. unterschiedlich genannt, decken sich jedoch inhaltlich überwiegend. Zentral sind hier für Grawe (2004):

- Das Bindungsbedürfnis, für das das Erleben sicherer Bindungen und die elterliche Feinfühligkeit eine zentrale Rolle spielen,
- das Bedürfnis nach Exploration und Weltaneignung,
- das Bedürfnis nach Orientierung und Kontrolle, das auch die Erfahrung von Selbstwirksamkeit beinhaltet,
- das Bedürfnis nach Selbstwerterhöhung und Selbstwertschutz sowie
- das Bedürfnis nach Lustgewinn und Unlustvermeidung.

In der Resilienzfokussierten Kindertherapie (Kap. 4.4.2) werden v.a. die folgenden sechs Aspekte genannt, deren Entfaltung für die gesunde Entwicklung eines Kindes bedeutsam sind:

1. Selbst- und Fremdwahrnehmung
2. Selbstwirksamkeit
3. Soziale Kompetenz
4. Selbstregulation
5. Problemlösefähigkeiten
6. Aktive Bewältigungskompetenzen (Rönnau-Böse/Fröhlich-Gildhoff 2015).

Schließlich besteht auch noch auf einer spirituellen Ebene das Bedürfnis eines jeden Kindes, die Erfahrung zu machen, dass sein Leben einen Sinn und seine Existenz eine Bedeutung hat. Hockel (2011) formuliert dies in seiner Beziehungsheuristik, die beschreibt, was eine heilsame Beziehungserfahrung ausmacht u.a.: „Die Erfahrung ein, für Erwachsene, die sich selbst prüfen, willkommenes Wesen zu sein, möglichst ein ‚Wunschkind'" (Hockel 2011, 96). Um diese Erfahrungen zu ermöglichen, kann es für den Berater hilfreich sein, sich z.B. von Fragen leiten zu lassen, wie den folgenden:

- Welche Bindungserfahrungen hat das Kind in seinem Leben gemacht?
- Welche Passung und wieviel Feinfühligkeit hat es dabei erlebt?
- Welche Auswirkungen hat das auf seine individuelle Art der Beziehungsgestaltung?
- Welche Art von Empathie hat das Kind erfahren bzw. vermisst?
- Was ergibt sich daraus für seine individuelle Art des emotionalen Erlebens und wie kann der Therapeut darin mitschwingen?
- Welche primären und sekundären Inkongruenzen lassen sich konkretisieren?
- Welche generalisierten Abbilder von Interaktionserfahrungen und Schemata hat das Kind ausgebildet?
- Inwiefern ist seine Selbststeuerung bzw. Selbstregulationsfähigkeit ausgeprägt, wo macht es Erfahrungen der Selbstwirksamkeit?
- Über welche positiven, stabilisierenden Eigenschaften verfügt das Kind?
- An welche Ressourcen kann es (wieder) anknüpfen?
- Was ergibt sich daraus für seine (Selbst-)Aktualisierungstendenz?
- Welche korrigierenden emotionalen Beziehungserfahrungen sind nötig und können vom Therapeuten angeboten werden? Was benötigt das Kind für seine weitere Entwicklung? (Jürgens-Jahnert et al. 2015).

Aus den Antworten ergibt sich, was das jeweilige Kind in der therapeutischen Situation braucht. Danach richtet sich auch die Rolle und die Anforderung an den Therapeuten (Kap. 5.5).

Neben fundiertem Fachwissen im Bereich der Entwicklungspsychologie und der Kindertherapie, idealerweise einer spieltherapeutischen Qualifikation sowie Kenntnissen über die Lebenswelten von Kindern im Allgemeinen und dem Verstehen jedes einzelnen Kindes vor dem Hintergrund seiner Biografie, seiner Familie und Umwelt, sollte der personzentrierte Familientherapeut über ein hohes Maß an Empathie und eine große Bereitschaft zur Selbstreflexion verfügen. Er sollte selbst Freude am Spiel mitbringen, eine hohe Präsenz, Kongruenz und Flexibilität, sowie in der Lage sein, auch auf etwaige regressive Bedürfnisse des Kindes adäquat einzugehen. Kinder werden in ihm Gefühle auslösen, die für den therapeutischen Prozess genutzt werden können. Dazu ist jedoch die Selbsterfahrung des Therapeuten, die Auseinandersetzung mit der eigenen Geschichte und ggf. Supervision nötig.

6.5 Beziehungsgestaltung mit Jugendlichen

Maria Lieb

In letzter Zeit ist eine immer deutlichere Abgrenzung in der Literatur der Kinder- und Jugendpsychotherapie festzustellen, indem gezielt der Bereich „Jugend" von der Arbeit mit Kindern abgegrenzt und als ein eigenständiger Bereich mit anderem Bedarf gesehen wird (Monden-Engelhardt 1997, Weinberger/Papastefanou 2008; Fink 2009, Behr 2012). Schmidtchen (2001) plädiert sogar für einen eigenständigen Strang der Psychotherapieausbildung mit Jugendlichen, da die Entwicklung von Kindern und Jugendlichen nicht ähnlich verlaufe. Fink (2009) betont die psychosoziale Situation, welche mit dem jeweiligen Entwicklungsstand verbunden ist, was Konsequenzen für die beraterischen Interventionen hat.

Für die Arbeit mit der Familie ist es im Kontext der PZFT wichtig zu verstehen, was die sog. Jugendphase beinhaltet, um ein entsprechend darauf abgestimmtes Angebot machen zu können.

Der Fokus in diesem Abschnitt liegt auf den individuellen Bedürfnissen der Jugendlichen, aber auch auf denen der Eltern, da beide sich in einer Ablösungs- und Übergangsphase befinden. Für einen gelingenden Ablösungsprozess spielt die Art der Bindung und der sich gegenseitig bedingende Dialog zwischen Eltern und Jugendlichem eine zentrale Rolle. So finden je nach Bedarf sowohl Einzelgespräche wie auch gemeinsame Gespräche mit dem Jugendlichen und seinen Eltern statt.

Ein Vorgehen, welches alle Familienmitglieder einbezieht, wird in Kapitel 6.6 näher erläutert.

Der Lebensabschnitt *Kindheit* endet mit zwölf Jahren, woraufhin die sog. *Jugendphase* beginnt. In der Literatur wird häufig zwischen der Pubertät im Entwicklungszeitraum von 13-15 Jahren, und der Adoleszenz, die sich auf das Alter zwischen 15 und 18 bezieht, unterschieden. Ebenso kann die Zeit des jungen Erwachsenenalters noch zur Jugendzeit hinzugerechnet werden, was die Zeitspanne bis zum 25. Lebensjahr einschließt (Schmidtchen 2001). Diese Ausweitung erscheint als angemessen, da die Ablösung aufgrund des zunehmend verlängernden Ausbildungsweges bei Jugendlichen dazu führt, dass die räumliche wie auch die finanzielle Ablösung heute häufig erst zu einem späteren Zeitpunkt stattfindet.

Aus personzentrierter Perspektive geht es neben der Festlegung aufgrund des Alters auch immer um den inneren Entwicklungsprozess, also um ein genaues Verstehen, wo der Jugendliche in seiner Entwicklung steht. Es kann bspw. auch vorkommen, dass Entwicklungsaufgaben, die eigentlich der Kindheit angehören, im Therapieprozess nachgeholt werden. Weinberger und Papastefanou (2008) weisen darauf hin, dass die individuelle Entwicklung einzelner Jugendlicher und das chronologische Alter sehr stark voneinander abweichen können. So kann es bspw. zu Unterschieden in den verschiedenen Entwicklungsbereichen (emotional, sozial, kognitiv) kommen (Schmidtchen 2001).

Schmidtchen (2001, 62ff.) nennt folgende *Entwicklungsaufgaben*, welche an die Jugendlichen in dieser Zeit gestellt werden:

- Erwerb von freundschaftlicher Beziehungskompetenz
- Erwerb von sexueller Kompetenz
- Erwerb von Kompetenzen zum Schulabschluss und zur Berufsfindung
- Erwerb von Kompetenzen zur Identitätsfindung
- Erwerb von Kompetenzen zur Loslösung von den Eltern.

Holzer betont dabei, dass der Auslöser dieses Veränderungsprozesses die mit der Pubertät beginnende hormonelle Entwicklung ist, welche Einfluss auf die physische, psychische und soziale Erfahrungswelt nimmt, die sie folgendermaßen beschreibt:

„Die körperlichen Veränderungen, die wachsende Bedeutung der Gleichaltrigen, die Ablösung der Eltern und die Aufgaben, die die Jugendlichen in der

Gesellschaft zu übernehmen haben, bringen in hohem Maße neuartiges Erleben mit sich, das angemessen symbolisiert und ins Selbstkonzept integriert werden soll" (Holzer 2006, 165).

Sie weist darauf hin, dass in dieser Zeitspanne die Peergroup einen wichtigen Stellenwert einnimmt.

Gelingt es den Jugendlichen nicht, diesen Aufgaben gerecht zu werden, kann dies zur Entwicklung von störungsspezifischem Verhalten führen (Schmidtchen 2001; Monden-Engelhard 1997).

Weinberger und Papastefanou (2008, 9) umschreiben die Jugendphase zutreffenderweise mit den Worten: „Nichts ist mehr wie es war". Diese Erfahrungen und die damit verbundenen häufig auftretenden „emotionalen Stimmungsschwankungen und Verunsicherungen" (Weinberger/Papastefanou 2008, 23) prägen auch den Beratungs- oder Therapieprozess.

Holzer betont, wie krisenanfällig diese Zeit aufgrund der starken Entwicklungsdynamik ist und wie fordernd die Loslösung der Jugendlichen und Eltern voneinander für alle Beteiligten ist (Holzer 2006).

Neben all den Herausforderungen, welche an die Jugendlichen in dieser Phase gestellt werden und welche das bisherige Selbstbild sehr in Frage stellen, ist auch das große Potential der Entwicklung zu berücksichtigen, die dieser Zeitraum für den Jugendlichen, aber auch für die ganze Familie haben kann. Jugendliche haben während dieser Zeit zwar auch Phasen, in denen sie sich müde und träge fühlen, aber ebenso die Phasen, in denen sie unglaublich viel Energie und Lust haben, Neues auszuprobieren. Sie wollen auch wachsen, Erfahrungen machen, Verantwortung übernehmen und als gleichberechtigter Partner neben den Eltern gesehen werden. Ihre Lebendigkeit, Direktheit und die Dynamik, die dadurch in der Familie entsteht, kann auch als Chance für Veränderung innerhalb der Familie gesehen werden. Indem es um eine neue Auseinandersetzung geht, wie Familie in Zukunft miteinander gelebt werden kann, bietet sich die Chance, alte, verfestigte Muster zu überdenken, und etwas Neues und Lebendiges entstehen zu lassen. Neben dem Loslassen, was für die Eltern häufig ein nicht einfacher Prozess ist, bietet sich auch die Chance, wieder mehr Zeit für das eigene Leben und die Paarbeziehung zu haben.

Es wird deutlich, wie entscheidend es in dieser Phase ist, wie vertrauensvoll die Eltern dem oft unsicheren Verhalten ihrer Jugendlichen gegenüber stehen.

Wie Jugendliche diesen Entwicklungsprozess wahrnehmen und wie belastend dieser empfunden wird, hängt einerseits von den gemachten Vorerfahrungen innerhalb der Familie ab (Weinberger/Papastefanou 2008), aber auch davon, wie mit dieser Phase innerhalb der Familie umgegangen wird. So ist es die

Aufgabe der Eltern, loszulassen, damit die Jugendlichen ihrem Bedürfnis nach Autonomie nachkommen können und gleichzeitig gilt es, dafür einen Rahmen zu schaffen, welcher dies ermöglicht, aber gleichzeitig Schutz und Orientierung bietet.

Der Fokus in der Therapie liegt einerseits auf der Arbeit mit den Jugendlichen und auf der anderen Seite auf der Arbeit mit den Eltern. Abhängig davon, wo der Jugendliche in seiner Ablösung steht, hat dies Einfluss auf das Setting. Es kann entsprechend der Bedürfnisse gemeinsame und/oder getrennte Gespräche mit dem Jugendlichen und den Eltern geben. Häufig ist es in dieser Phase jedoch von Vorteil, dass sowohl mit den Jugendlichen als auch mit den Eltern getrennt gearbeitet wird, es aber zudem auch gemeinsame Gespräche gibt. Eine Co-Beratung, in welcher die Arbeit zwischen dem Jugendlichen und den Eltern aufgeteilt wird, kann förderlich für das Einlassen des Jugendlichen sein. So hat er das Vertrauen, dass die Informationen, welche er dem Berater oder Therapeuten anvertraut, sicher bei ihm bleiben. Findet Co-Beratung statt, bietet dies die Chance, dass die gemeinsamen Gespräche mit beiden Therapeuten oder Beratern geführt werden können.

Ziele in der Arbeit mit Jugendlichen und deren Eltern können bspw. sein, eine positive Beziehung zueinander (wieder-)herzustellen. Dies kann durch Übersetzungsarbeit und empathisches Verstehen jeder einzelnen Person gegenüber gewährleistet werden, indem die Familienmitglieder auf diesem Weg wieder mehr Einfühlungsvermögen füreinander und das eigene Erleben entwickeln können.

Ein weiteres Ziel ist es häufig, ein neues Miteinander herzustellen, in welchem das damalige Kind als junger Erwachsener akzeptiert und wertgeschätzt wird, es findet sozusagen eine Begegnung auf Augenhöhe statt. Entwicklungspsychologisches Wissen kann dabei helfen, wieder Wertschätzung für die Selbstkonzepte jedes Einzelnen in seinem Entwicklungsstand zu entwickeln.

Aufgabe in der Beratung oder Therapie mit dem Jugendlichen ist es, ihn bei den eben genannten Entwicklungsaufgaben zu begleiten. In der Arbeit mit den Eltern kann es um folgende Themen in der Begleitung gehen:

- Aufklärung, indem Informationen bezüglich der gezeigten Verhaltensweisen des Jugendlichen gegeben werden.
- Bearbeitung eigener Ängste, Sorgen im Hinblick auf Ablösung oder Nicht-loslassen können.
- Perspektiven für die nächste Lebensphase nach der Ablösung der Kinder entwickeln.
- Die Frage nach der Positionierung als Paar klären.

- Spezielle Themen der Mutterrolle und der Vaterrolle sowie die dadurch entstehende Auseinandersetzung möglicher unterschiedlicher Haltungen besprechen.
- Mangelndes Vertrauen in die Jugendlichen aufgrund alter Erfahrungen oder eigener Erfahrungen aus der eigenen Pubertät thematisieren.
- Gezeigtes störungsspezifisches Verhalten des Jugendlichen und die dadurch entstehende Not der Eltern transparent machen (Papastefanou 1997, 193).

Die Aufklärungsarbeit kann bspw. hilfreich sein, wenn es darum geht, dass die Eltern in Sorge sind, ob sich bei dem Jugendlichen eine Störung entwickelt. In der Begleitung erhalten sie Sicherheit darin, zu unterscheiden, was typisch für die „Pubertät" ist, und ab wann sie sich Sorgen machen und ggf. intervenieren müssen. Das Erarbeiten der eigenen Themen ermöglicht es, dass die Eltern diese nicht auf ihre Jugendlichen übertragen, sondern aufgrund der Abgrenzung ein guter Begleiter sein können, der Sicherheit bietet und klare Grenzen zieht. Dieser Spagat zwischen dem Setzen klarer Grenzen und dem Sammeln eigener Erfahrungen scheint eines der zentralen Themen in dieser Phase zu sein, sowohl für die Eltern als auch für die Jugendlichen.

Häufig wird vergessen, dass sich neben den Jugendlichen auch die Eltern in einer Phase des Übergangs befinden. Das Entwickeln eigener Perspektiven macht es für die Eltern meist leichter, ihre Jugendlichen loszulassen.

Im Kontext der Jugendhilfe gibt es gelegentlich auch die Familienkonstellationen, in denen destruktive Kommunikations- und Interaktionsmuster so stark manifestiert sind, dass eine Zusammenführung aller Beteiligten nicht mehr möglich ist. Entscheidend ist, dass dies in der Beratung erkannt wird. Hier kann es das Ziel in der Begleitung mit dem Jugendlichen sein, im Sinne der sog. Verselbständigung, dass der/die Jugendliche dabei begleitet wird, ein eigenständiges Leben zu entwickeln, ohne direkten Einbezug der Eltern.

Die Arbeit mit Jugendlichen stellt an den Berater oder Therapeuten spezifische andere Anforderungen im Vergleich zur Arbeit mit Kindern oder Erwachsenen. Das Beziehungsangebot ist z. B. dadurch geprägt, dass sich der Therapeut mehr selbst einbringt, als es in der Arbeit mit Erwachsenen der Fall ist. Jugendliche haben häufig kein Interesse an einer therapeutischen Beziehung, ebenso möchten sie niemanden, der ihnen sagt, was sie zu tun haben.

Sie sind aber auf der Suche nach Beziehungen und Begleitern, welche sie mit all ihren oft widersprüchlichen Anteilen akzeptieren, annehmen und verstehen (Weinberger/Papastefanou 2008).

Weinberger und Papastefanou (2008) veranschaulichen anhand von Beispielen, wie diese Form der größeren Selbsteinbringung aussehen kann.

BEISPIEL

Für den Explorationsprozess von Jugendlichen ist es förderlich, wenn ihnen Gefühle der Freude oder Überraschung des Therapeuten mitgeteilt werden. Das Benennen von Ressourcen ist aufgrund der oft vorhandenen Selbstwertproblematik sehr bedeutsam. Diese, an die konkreten Äußerungen angepassten Rückmeldungen, ermöglichen es dem Jugendlichen, sich selbst differenzierter wahrzunehmen, sich selbst zu reflektieren und eigenständige Entscheidungen, ganz im Sinne seines Autonomiebedürfnisses zu treffen.

Zudem kann das Einbringen eigener Erfahrungen durch den Berater oder Therapeuten, für Jugendliche neue mögliche Ideen zur Orientierung geben. In welchem Ausmaß dies für den Selbstexplorationsprozess förderlich sein kann, ist individuell und entsprechend der Entwicklung des Jugendlichen und der bisherigen Beziehungserfahrungen zu entscheiden. Gleichzeitig hängt es von der Bereitschaft des Therapeuten ab, sich zu öffnen (Weinberger/Papastefanou 2008). Zu berücksichtigen ist, dass das „Selbst […] nicht fertig, nicht konsistent, zu unzusammenhängend als Basis für beharrliches Spüren in sich selbst hinein" (Behr 2012, 192) ist, weshalb das sich selbst spüren nur eingeschränkt wahrgenommen werden kann. Dies führt dazu, dass eine zu tiefe Selbstexploration für den Jugendlichen zu bedrohlich wäre, weshalb sie vorhandene Probleme externalisieren und auf andere Personen übertragen würden. Dies zu erkennen, führt im gemeinsamen Prozess dazu, dass es den Einbezug von bestimmten Methoden benötigt, damit es dem Jugendlichen nicht zu nah und zu bedrohlich wird. So kann die Arbeit auch von „kreativen Methoden" begleitet werden, wie bspw. Malen, Schreiben, Musik (Weinberger/Papastefanou 2008, 107ff.).

Da die Jugendphase gekennzeichnet ist von starken, schwankenden Gefühlen, einer hohen Empfindsamkeit, starken Selbstzweifeln oder sich schnell verändernden Stimmungen, brauchen Jugendliche ein klares, sich gut abgrenzendes Gegenüber. Die eigene Stabilität und die Fähigkeit, eine gesunde Distanz zu der oft turbulenten Dynamik zu erhalten und gleichzeitig der Ausdruck der Präsenz und der Wertschätzung durch den Therapeuten, sind unerlässlich für ein förderliches Beziehungsangebot.

Eine vertrauensvolle, zuversichtliche Haltung ist dabei sehr entscheidend, sie gibt dem Jugendlichen Vertrauen und Sicherheit.

Ebenso ist es wichtig zu erkennen, welche früheren Entwicklungsaufgaben noch nicht (vollständig) abgeschlossen sind. So bietet die Therapie oder Beratung die Chance, dies nachzuholen, aber auch transparent zu machen. Jugendliche beziehen in dieser Phase vieles auf sich selbst, weshalb es eine große Entlastung für sie darstellt, sich und ihr Verhalten besser verstehen und einordnen zu können.

Jugendliche nehmen in der Form Beziehung zum Therapeuten oder Berater auf, wie sie es bisher erfahren haben, weshalb die vorherigen Bindungserfahrungen ebenso eine zentrale Rolle in der Arbeit mit Jugendlichen spielen und berücksichtigt werden müssen (Kap. 4.4.1).

Der Berater oder Therapeut trägt in dem gemeinsamen Prozess auf der einen Seite einen großen Teil der Verantwortung, da in dieser Phase die Weichen für die Zukunft gestellt werden. Neben dem Bewusstsein dieser Verantwortung steht auf der anderen Seite zu erkennen, wo die Grenzen der Verantwortung liegen. Gerade dem Jugendlichen kommt selbst eine größere Verantwortung für den Therapieprozess zu. Dies sollte z. B. in der Gestaltung der Terminabstände berücksichtigt werden.

Daneben stehen viele intensive und positive Erfahrungen, Jugendliche auf genau dem ihrigen Weg des sich Findens und Wachsens zu begleiten (Behr 2012).

6.6 Personzentrierte Familientherapie und -beratung mit der ganzen Familie

Ulrike Hollick

„Bei sämtlichen Interventionen ist die Sicht des Kindes mit zu berücksichtigen" (Schär/Steinebach 2015, 138).

Wie bereits in den vorherigen Kapiteln dargestellt, hängt die Form der Beziehungsgestaltung zu den einzelnen Familienmitgliedern von verschiedenen Faktoren ab. In der PZFT mit der ganzen Familie wird wohl am stärksten der Unterschied zu therapeutischen Ansätzen in der personzentrierten Einzeltherapie, der personzentrierten Paarberatung sowie der personzentrierten Beratung und Psychotherapie mit Kindern und Jugendlichen und der begleitenden Arbeit mit den Bezugspersonen bzw. der Gruppenpsychotherapie deutlich. Relevant ist hier v.a., worauf der Fokus der Wirksamkeit gelegt wird.

So ist die Überschrift „PZFT mit der ganzen Familie" möglicherweise insofern irreführend, als in diesem Ansatz, auch wenn es eher die Regel als die Ausnahme bildet, nicht zwingend immer alle Familienmitglieder anwesend sein müssen. Dies hängt vielmehr von Faktoren ab wie der Familienkonstellation, dem Auftrag, dem Alter der Kinder und ihrer Bereitschaft zur Teilnahme, aber auch von persönlichen Voraussetzungen des Therapeuten und der Institution, in der die PZFT durchgeführt wird.

Ausschlaggebend für die Entscheidung, wer zur PZFT kommt, ist einerseits der Wunsch der Familie bzw. der einzelnen Familienmitglieder selbst. Andererseits kann durchaus der Berater eine Einladung an alle bzw. an einzelne Familienmitglieder aussprechen, wenn es ihm sinnvoll erscheint. Die ganze Familie einzuladen wird v.a. dann der Fall sein, wenn es inhaltlich darum geht, die Beziehungen untereinander und das gegenseitige Wahrnehmen der Bedürfnisse der anderen Familienmitglieder zu unterstützen. Sitzungen mit Einzelnen oder Teilen der Familie finden hingegen statt, wenn deren besondere Themen bzw. Beziehungen, z.B. der Geschwister untereinander, oder traumatische Erlebnisse, zunächst im geschützten kleineren Rahmen bearbeitet werden sollen. Dabei ist zu berücksichtigen, dass eine Transparenz hergestellt wird darüber, warum, wer, wann und wie häufig kommt.

Hat eine Familie z.B. ein Krankheitskonzept über eine Symptomatik bei einem Kind, muss darauf geachtet werden, dieses ernst zu nehmen, und es wird evtl. zu Irritationen führen, wenn das Konzept des Beraters eher elterliche Paarkonflikte als ursächlich für die Problematik ansieht.

In diesem Abschnitt soll nun dargestellt werden, welche Aspekte zu beachten sind, wenn die ganze Familie in der Sitzung anwesend ist, und wie dies begründet wird.

Wenn hier von der ganzen Familie die Rede ist, ist damit zwar zunächst die aktuelle Kernfamilie gemeint. Allerdings haben sehr häufig z.B. auch Großeltern eine große Bedeutung im familiären System. So kann es durchaus sinnvoll und hilfreich sein, auch diese mit einzubeziehen bzw. zumindest eine Mehrgenerationenperspektive beispielsweise durch das gemeinsame Erstellen eines Genogramms zu berücksichtigen.

Da in der PZFT immer im gegenwärtigen Moment mit den aktuellen Empfindungen im Hier und Jetzt gearbeitet wird, entspricht es diesem Ansatz, den aktuellen Ist-Zustand und die aktuell beteiligten Familienmitglieder in den Vordergrund zu rücken. Dennoch sollten auch andere Menschen, die einmal eine Rolle gespielt haben, z.B. bereits verstorbene, aus früheren Beziehungen, oder aber die früheren Formen des Miteinanders, die ggf. noch einen Einfluss haben, berücksichtigt werden. Dabei ist darauf zu achten, mit welchen Namen die Familie einander anspricht bzw. wer, von wem, wie genannt wird bzw. wurde.

Dass alle Kinder jeden Alters in der Sitzung anwesend sind, ist nicht unbedingt selbstverständlich. So hat Virginia Satir Kinder erst ab dem Alter von etwa vier Jahren mit hinzugezogen. Andere Familientherapeuten, wie Jesper Juul, sprechen von dem Recht des Kindes, in Sitzungen dabei zu sein, aber auch dem Recht, nicht dabei zu sein (Juul 2012).

Entscheidet sich der Therapeut, die Kinder – gleich welchen Alters – in die Sitzung mit einzuladen, so sollte er sowohl innerlich als auch äußerlich darauf vorbereitet sein. Äußerlich meint hier sowohl die Ausstattung und den Platz, als auch die Sicherheit im Umgang mit Situationen wie z. B. geräuschvollem Wühlen in Legosteinen, das eine Verständigung unmöglich macht, oder auch die Abwehr eines Kindes, den Raum zu betreten, wenn nicht gewährleistet ist, wo es sich sonst aufhalten kann. Innerlich bezieht sich auf die Haltung zu und Würdigung der kindlichen Art und Weise, in Beziehung zu treten und die Welt zu sehen. Die Erwartung an ein Gespräch nur unter Erwachsenen wird eine andere sein als an eine Stunde mit der ganzen Familie, in der vielleicht weniger das Gespräch und der Austausch von Sachinformationen im Vordergrund stehen, sondern vielmehr eine Ebene geschaffen werden muss, in der auch die Kinder abgeholt werden können.

Wenn es Phasen gibt, in denen sich nur die Erwachsenen unterhalten, müssen die Kinder nicht unbedingt still auf ihrem Stuhl sitzen und zuhören. Sie dürfen dabei ruhig spielen oder malen, wenn sie möchten. Dabei ist es oft erstaunlich, wie viel Kinder dennoch, obwohl sie in ihr Spiel vertieft scheinen, von der Unterhaltung mitbekommen. Es geschieht nicht selten, dass Kinder hier auch ein verlässlicher Signalgeber sind, an welchen Punkten das Gespräch für ihre Eltern zu dicht oder bedrohlich wird. Kinder reagieren äußerst sensibel auf die Bedürfnisse ihrer Eltern. Ausgerechnet dann verlassen sie ihr Spiel, brauchen Hilfe oder müssen zur Toilette, sodass das Gespräch unterbrochen wird. Es kann sehr aufschlussreich sein zu reflektieren, an welchen Stellen des Gespräches dies geschieht, oder an welchen Stellen die Kinder aufmerksam zuhören und sich am Gespräch beteiligen. Je besser das Vertrauensverhältnis zum Therapeuten ist, um so offener kann hier mit Familienthemen umgegangen werden.

Behr (2006) stellt in einer Übersicht zum beziehungszentrierten Erstkontakt in der Kindertherapie fünf verschiedene Setting-Optionen dar, die die unterschiedliche Herangehensweise einzelner Vertreter veranschaulicht. Hier reicht die Spannbreite von klassisch, kind- bzw. jugendlichenzentriert über elternzentriert bis hin zu familienzentriert (O'Leary 2012). Übertragen auf die PZFT wird hier deutlich, dass jede Herangehensweise ihre Berechtigung hat und es günstig ist, zwischen verschiedenen Alternativen, je nach Bedarf, wählen zu können. Dieser richtet sich immer nach den besonderen Erfordernissen der einzelnen Familie. In der PZFT ist diese Variabilität nun nicht nur auf die Gestaltung der Therapieeingangsphase beschränkt. Auch im weiteren Verlauf der Therapie lässt sich die Zusammenarbeit in unterschiedlichen Konstellationen und unterschiedlichen Phasen gestalten. Hier sei noch einmal auf die Bedeutung der

Allparteilichkeit hingewiesen. Gleichgültig, ob alle Familienmitglieder in einer Sitzung anwesend sind oder nicht, muss für jeden deutlich zum Ausdruck kommen, dass der Therapeut für alle gleichermaßen da ist.

Im herkömmlichen Setting von Familiensitzungen, in dem überwiegend miteinander gesprochen wird, besteht die Gefahr, dass ein Ungleichgewicht entsteht und sich die Kinder unwohl oder übergangen bzw. überfordert fühlen.

Befragt man Kinder im Nachhinein, wie sie eine Familientherapie erlebt haben, wird deutlich,

> *„dass sie neben den therapeutischen Faktoren Empathie und Freundlichkeit eine Mischung aus Gespräch und Aktion/Spiel am hilfreichsten fanden" (Stith et al. 1996 in Wilson 2003).*

Reiners führt in seiner Begründung, Kinder mehr in die Familientherapie mit einzubeziehen, weitere Studien an, aus denen hervorgeht, dass in herkömmlichen Familientherapien nur 3,5% der gesprochenen Worte von den Kindern kamen und die Kinder nur in 14% der Zeit an der stattfindenden nonverbalen Kommunikation beteiligt waren. Auch wenn eine Sitzung als „Familiengespräch" deklariert war, nahmen Kinder zu 9% nicht aktiv an ihr teil, zu 16% hielten sie sich sogar außerhalb des Raumes auf. In nur 14% der Fälle waren Kinder aktiv beteiligt (Reiners 2013, 180).

Wesentlich ist, ganz besonders wenn die Kinder anwesend sind, dass nicht eines als Indexpatient, Symptomträger oder als Sündenbock dargestellt wird bzw. nicht die Verantwortung für die familiäre Situation zugeschoben bekommt. Vielmehr ist es gerade in solchen Fällen für die Kinder hilfreich, wenn sie in den Prozess einbezogen sind und miterleben, wie ihre Eltern die Verantwortung und Fürsorge für die Familie übernehmen und sich alle gemeinsam um eine positive Entwicklung in der Familie bemühen.

Für die Erwachsenen ist es meist leichter, sich auf den therapeutischen Prozess einzulassen, wenn der Weg über ihre Kinder führt. Dazu sind sie auch in aller Regel bereit, wenn der Therapeut ihnen erklärt, dass die Sprache der Kinder nicht das Gespräch, sondern das Spiel darstellt. Auch wenn der Zugang über das Spiel für viele Eltern zunächst ungewohnt ist, so bietet es für sie selbst doch den Vorteil, sich auch den eigenen Inhalten und Themen, die sie nicht unbedingt kognitiv verarbeitet und als Narrativ abrufbar haben, die mit einem emotionalen Gehalt konnotiert sind, zuzuwenden. Das Medium Spiel als Zugang für die ganze Familie ist daher eine Möglichkeit, die familiären Beziehungen für alle verstehbar und begreifbar zu machen und dadurch zu intensivieren und weiterzuentwickeln.

Nach Schmidtchen dient das Spiel mit Erwachsenen auch einer „Regression in Kindheits- und Jugendzeitphasen [...], sodass problematische Erfahrungen aus dieser Zeit nachträglich bearbeitet werden können" sowie „zur Korrektur oder Entwicklung emotionaler Schemata über wichtige Grundbedürfnisse" (Schmidtchen 2006, 229). In diesem Zusammenhang ist Folgendes zu berücksichtigen:

> *„Die Art und Weise, wie man die Erfahrungen seiner Kindheit verarbeitet, hat tief greifende Auswirkungen auf die Erziehung der eigenen Kinder" (Siegel/Hartzell 2009, 7).*

Daher spricht er von einer „Erziehung von innen heraus", was bedeutet, dass eine bewusste Auseinandersetzung mit den eigenen emotionalen Inhalten aus der Kindheit zu einer reiferen Erziehungsfähigkeit als Eltern beiträgt.

So ist es eines der Ziele in der PZFT, die Eltern darin zu unterstützen, mit ihren Kindern auf eine entwicklungsförderliche Art und Weise zu spielen. Schwierig ist dies u.U. bei hoch strittigen Paaren. Hier bietet es sich ggf. an, zunächst das Paar zu beraten und erst dann mit dem Kind gemeinsame Sitzungen durchzuführen. Bevor beide Elternteile gemeinsam mit dem Kind spielen, sollte zumindest ein gewisses Maß an Verbindung zwischen den Eltern in ihrer Rolle als Eltern spürbar sein.

Gerade in der Arbeit mit der ganzen Familie ist es für den Therapeuten wichtig, das Beziehungsgefüge im Miteinander zu berücksichtigen und immer wieder auf einer Metaebene zu betrachten. So entsteht ein Geflecht aus Erwartungen und Beziehung zwischen Eltern, Kind bzw. Kindern und Therapeut, in dem dieser eine möglichst große Transparenz für alle Beteiligten schaffen sollte. Dabei muss er gleichzeitig sowohl die Familienperspektive als auch die Bedürfnisse und das Wohl jedes einzelnen im Auge behalten. Dies setzt ein hohes Maß an Wachheit und Flexibilität voraus, aber auch die Bereitschaft und Fähigkeit, immer wieder die Perspektive zu ändern. Der große Vorteil an dieser herausfordernden Situation ist, dass die Interaktion der Familienmitglieder direkt beobachtet und miterlebt werden kann und so auch das emotionale Erleben des Therapeuten für die Familie nutzbar gemacht werden kann.

In der Literatur finden sich einige Ansätze z.T. auch aus anderen Schulen, die in die Arbeit mit der ganzen Familie in der PZFT einfließen bzw. auf deren wertvolle Anregungen zurückgegriffen werden kann. Einige sollen im Folgenden kurz dargestellt werden:

Die Familienkonferenz. Die Familienkonferenz nach Noah Gordon (2008) ist dem personzentrierten Ansatz verpflichtet. Es handelt sich hier um ein Konzept, wie Familien miteinander umgehen und regelmäßig und strukturiert über sich und ihre Anliegen sprechen können. Wesentlich ist dabei, dass nicht Disziplinierung und Kontrolle bei Problemen angestrebt werden, sondern eine stabile Beziehung im Vordergrund steht. Es geht darum, herauszufinden, was jeder einzelne braucht. Dies soll den anderen in Form von Ich-Botschaften mitgeteilt werden. Einen großen Stellenwert hat dabei die Mitwirkung aller Familienmitglieder. Selbstwirksamkeit und Selbstverantwortung sollen gestärkt werden. Gemeinsam werden Familienregeln erstellt und es wird eine niederlagelose Konfliktlösung angestrebt. Es sollen keine Gegenleistungen erwartet werden. Eine wichtige Bedeutung kommt dem aktiven Zuhören zu.

Filialtherapie. Die Filialtherapie wurde bereits 1964 von Bernard Guerney (1964) für Familien mit Kindern zwischen drei und zwölf Jahren begründet. Er vertrat die Auffassung, dass Schwierigkeiten der Kinder daraus resultieren, dass Eltern sich in der Erziehung unsicher fühlen. Daher entwickelte er eine Form des personzentrierten therapeutischen Spielens, die zu einer Verbesserung der Eltern-Kind-Beziehung beitragen sollte. Dazu werden Eltern in Anlehnung an die personzentrierte Spieltherapie mit Kindern vom Therapeuten angeleitet, wie sie förderlich mit ihrem Kind spielen können. Dies wird in Elterngruppen vermittelt, individuell geübt, vom Therapeuten supervidiert und dann regelmäßig als Spielstunden mit dem Kind zu Hause durchgeführt. Da die Eltern diejenigen Personen sind, die die stärkste, intensivste und dauerhafteste Beziehung zum Kind haben, sah Guerney den größten Effekt darin, wenn Eltern so Teil des therapeutischen Prozesses werden. Als Ziele der Filialtherapie formuliert Guerney (2000) auf Seiten der Eltern, dass sie

- ein größeres Verständnis für ihr Kind,
- ein größeres Vertrauen in ihre Erziehungskompetenzen sowie
- eine engere Beziehungen zu ihrem Kind entwickeln.

Auf Seiten des Kindes sind die Ziele,

- dass es sich von seinen Bezugspersonen besser verstanden fühlt,
- dass es die Angebote der Eltern annehmen und
- eine engere Beziehung zu ihnen entwickeln kann.

Wesentlich erscheint hier, dass es vielen Eltern entgegenkommt, selbst etwas zur Verbesserung ihrer Situation beitragen zu können. Die Hemmschwelle ist niedriger als bei Verfahren, die weniger eigene Einflussnahme ermöglichen. Die Kompetenzen, die die Eltern durch die Filialtherapie im Hinblick auf einfühlendes Verstehen, aktives Zuhören, Mitspielen und Grenzensetzen erlernen, stehen ihnen dann auch später für ihr weiteres Erziehungsverhalten zur Verfügung und kommen so der gesamten Familie zu Gute (VanFleet 2005; Goetze 2012).

Klientenzentrierte Spiel- und Familientherapie. Die theoretische Sichtweise der Klientenzentrierten Spiel- und Familientherapie nach Stefan Schmidtchen wurde bereits in Kapitel 3.3 dargestellt. In der Praxis wird dies so umgesetzt, dass gleichzeitig sowohl mit einem Kind alleine spieltherapeutisch als auch mit der ganzen Familie familientherapeutisch gearbeitet wird und diese beiden Elemente miteinander verzahnt sind, indem die Themen des Spiels in die Familie eingebracht werden und die Familienthemen ins Spiel einfließen.

Der Therapeut soll sich hier aktiv einbringen, um der Familie zu ermöglichen, ihre eigenen Selbstregulationskräfte zu mobilisieren. Dies geschieht z.B. mithilfe von Vorschlägen und Anweisungen, Grenzsetzung, Modellgebung und Markierungen, Unterstützen in der Empathieentwicklung und dem Verstehen von Bedeutungen.

Ziele sind hier, innerhalb der Familie Wertschätzung, Empathie und Kongruenz zu erhöhen, zu einer sicheren Bindung beizutragen sowie klare und zugleich flexible Abgrenzung zu ermöglichen. Die Autonomiebestrebungen der Kinder, ebenso wie die Bewältigung der jeweiligen Entwicklungsaufgaben aller Familienmitglieder, sollen unterstützt werden. Dazu ist Schmidtchen ein „geplanter, strukturierter und begründbarer Handlungsprozess“ (Schmidtchen 1999, 4) wichtig.

Personzentrierte Familienspieltherapie. Der Ansatz der Personzentrierten Familienspieltherapie geht auf Franz Kemper zurück, der die personzentrierte Spieltherapie zu einer Spieltherapie mit der ganzen Familie (Kemper 1997) erweiterte. Ihm gebührt ein zentraler Platz in der Darstellung der bereits bestehenden Ansätze. Dass er erst an dieser Stelle im Buch genannt wird liegt daran, dass die Grundlagen zum Verständnis, wie personzentriert spieltherapeutisch gearbeitet wird, vorausgehen sollten. Seine Ausgangsbasis ist die personzentrierte Kindertherapie. Gleichwohl kann sein Verfahren insofern als Vorreiter der PZFT angesehen werden, als dass es ihm gelingt, mit der ganzen Familie so zu arbeiten, dass Erwachsene und Kinder gleichermaßen ihren Platz haben.

Dazu lädt Kemper die ganze Familie zu Spielsitzungen ein, sodass sie direkt die heilende Kraft des Spiels erleben und die Wirkungsweise des personzentrierten Umgangs untereinander durch Beobachten oder Mitspielen selbst erleben können. Gemeinsam werden Spielthemen in Verbindung gebracht mit Themen, die das Kind oder die Familie zu Hause bewegen. Dadurch findet ein permanenter, fließender Wechsel zwischen Spiel und Reflexion statt und die Beziehungen innerhalb der Familie werden lebendiger und intensiver. Die Eltern werden eingeladen, sich vom Kind durch sein Spiel leiten zu lassen und können selbst durch das Spiel einen neuen Zugang zu ihren eigenen Themen finden. Eine hilfreiche Begleiterscheinung ist, dass hierbei ein positives Miteinander entsteht, das zuvor häufig durch Fokussierung auf Defizite und Symptome verschüttet war. Das theoretische Grundverständnis kommt in sechs Thesen zum „Selbstverständnis der personzentrierten Familienspieltherapie" (Kemper 1997, 80ff.) zum Ausdruck:

1. Personzentrierte Familienspieltherapie begreift die Integration von systemischen und individuellen Realitäten nicht als Widerspruch.
2. Personzentrierte Familienspieltherapie ist eine Tätigkeit zur Förderung des Dialogs unter den Familienmitgliedern.
3. Gegenstand des familienspieltherapeutischen Dialogs sind die Erfahrungen, mit denen die Familienmitglieder befasst sind. Diese sollen für den therapeutischen Prozess bearbeitet und genutzt werden.
4. Mittel des familientherapeutischen Dialogs sind zum einen Wort und Sprache in ihrer reflexiven Bedeutung und zum anderen das Spiel mit seinem faszinierend direkten Zugang zur kindlichen und auch – oft genug unterschätzt – zur erwachsenen Seele. Und beide, Spiel und Sprache, verbünden sich nicht nur einträglich miteinander. Wahrscheinlich summieren sich ihre dialogischen Qualitäten auch zugunsten psychischer Heilungsprozesse in der Familie.
5. Personzentrierte Familienspieltherapie sieht im Spiel die zum Ausdruck gebrachte Aktualisierungstendenz.
6. Die Ziele des familienspieltherapeutischen Dialogs sind, durch die personzentrierten Wirkvariablen zu einer Heilung von innen heraus beizutragen.

Interaktionelle Familientherapie. In der Interaktionellen Familientherapie, die ausführlich von Michael Behr (2012) beschrieben wird, geht es um einen übergreifenden Ansatz, in dem die Beziehungserfahrungen im Mittelpunkt stehen und bearbeitet werden. Aufbauend auf Rogers Ansatz sieht er für die Arbeit mit Familien drei wesentliche Merkmale:

1. Die Prozess- und Interaktionsaktivierung durch den Therapeuten. Der Therapeut hat zum Ziel, die familiäre Kommunikation aktiv zu verändern.
2. Die Therapie ist lösungsorientiert und experientiell ausgerichtet, dabei ermutigt der Therapeut die Familie in ihrer eigenen Lösungssuche bzw. den eigenen Lösungsversuchen.
3. Das Prinzip der Allparteilichkeit wird insofern abgewandelt, als eine besondere Einfühlung den Kindern der Familie gilt und diese dadurch stärker be-

rücksichtigt werden, ohne die Loyalität zu den Eltern zu verlieren. Es soll die Reflexion und die Selbstexploration angeregt und zum Verständnis der emotionalen Erfahrungen des Einzelnen und in der Interaktion miteinander beigetragen werden.

Ziel ist es, in einer empathischen und kongruenten Weise miteinander umgehen zu können. Behr betont die Wichtigkeit, dass alle Familienmitglieder verstehen, dass es keine objektive Wahrheit, sondern nur subjektive Wahrnehmung gibt. Dazu gliedert sich die interaktionelle Familientherapie in Prozesselemente, die je nach Bedarf der Familie angepasst werden können.

Im „Initialbereich" geht es darum, ein wertschätzendes Beziehungsangebot zu machen und v.a. immer wieder einen Zugang zu den Kindern zu finden. Die Familie wird eingeladen, eigene Themen einzubringen, oder in der Suche nach relevanten Themen, die in der Therapie Raum haben sollen, unterstützt.

Im weiteren Vorgehen liegt ein Schwerpunkt auf dem Verlangsamen des Prozesses und dem Einbringen von Empathie. Es soll die Reflexion und Selbstexploration angeregt und zum Verständnis für „die emotionale Bedeutung der Symptomatik" (Behr 2012, 75) beigetragen werden. Aufgabe des Therapeuten ist es dabei, den Fokus vom meist als negativ beschriebenen Verhalten des Kindes auf das Erleben der Eltern zu lenken, sowie die Empathie der Eltern für ihr Kind oder ihre Kinder zu unterstützen.

Das „familiäre Netzwerk" soll neu verstanden werden, indem der Sichtweise jedes einzelnen Familienmitgliedes Raum gegeben wird. Zusammenhänge und Wirkweisen untereinander werden beleuchtet und Wahrnehmungen der einzelnen Beziehungen dargestellt.

Im Erarbeiten von Lösungsmöglichkeiten und v.a. deren Umsetzung liegt der Schwerpunkt darauf, wie es den einzelnen Familienmitgliedern damit geht, um sie dann darin unterstützen zu können, dies auch gegenseitig wahrzunehmen und auf die jeweiligen Bedürfnisse einzugehen.

Der Therapeut hat hier neben der Funktion als Modell in seiner kongruenten Selbsteinbringung auch die Aufgabe, seine Fachlichkeit in Form von Informationsvermittlung einzubringen. Das Ende einer Sitzung kann so gestaltet werden, dass der Therapeut die aus seiner Sicht wichtigen Themen noch einmal benennt und jeder seine Wahrnehmung dazu schildert. Es wird quasi auf einer Metaebene über die Sitzung gesprochen und die positiven Momente durch den Therapeuten gewürdigt.

Behr vertritt auch die Ansicht, dass es nicht ausreicht, in Familien bedingungsfrei wertschätzend und empathisch zu sein, weil dies in manchen Familien gar nicht wahrgenommen werden kann. Erst durch z.B. die von ihm vorgeschlagenen Interventionen wird es möglich, innerfamiliäre Beziehungen dafür zu öffnen und den Umgang miteinander zu verändern. Dazu bietet die interaktionelle Familientherapie „aktivierende Eingriffsmöglichkeiten“ (Behr 2012, 80).

Kindorientierte Familientherapie (KOF). Die KOF, in Deutschland v.a. durch Bernd Reiners bekannt geworden, geht zurück auf den schwedischen Psychologen Martin Soltvedt, der die Methode als „barnorienterad femiljeterapi“ (BOF; Soltvedt 2005) vor etwa 40 Jahren für Familien mit Kindern im Alter von vier bis zehn Jahren entwickelte (Reiners 2013, 13). Er fügte Elemente aus der Verhaltenstherapie, wie konkretes Einüben unter Anleitung, aus der psychodynamischen Kindertherapie, wie das Verständnis für den Symbolgehalt des Spiels, sowie der systemischen Familientherapie im Hinblick auf Interaktionsmuster zusammen. Zentral in seinem Ansatz sind für ihn der Blick auf die Bindung, die Entwicklung des Selbstwerts und das gemeinsame Tun von Kindern und Eltern. Dazu findet ein gemeinsames Spiel zunächst mit dem Therapeuten und dem Kind, für das die Familie Unterstützung sucht, später mit den Eltern und ihrem Kind in Anwesenheit des Therapeuten statt, das auf Video aufgezeichnet und im Nachhinein besprochen wird. Das Spiel, das sowohl das Innenleben des Kindes als auch die familiären Beziehungsmuster widerspiegelt, ermöglicht es dem Therapeuten, Informationen aus Übertragungs- und Gegenübertragungsprozessen mit in die Reflexion mit den Eltern einfließen zu lassen, sodass sie sich durch Parallelen mit ihrem eigenen Erleben in der Interaktion mit ihrem Kind besonders gut verstanden fühlen.

Der Therapeut nimmt dabei eine Doppelperspektive ein, indem er auf der einen Seite empathisch für die Sicht des Kindes ist, und auf der anderen Seite Informationen, die er über die sozialen Bezüge des Kindes hat, mit berücksichtigt. Zugleich leitet er die Eltern an, Themen im Spiel des Kindes zu entdecken, die sie auch aus ihrem Alltag kennen.

Fragen sollen so gestellt werden, dass der Standpunkt des Kindes in die Familie bzw. in das Gespräch mit einbezogen werden können. Eltern und Kind werden durch Visualisierung dazu angeleitet, im Feld der gemeinsamen Handlung und Grenzsetzung zu bleiben. Für die Eltern wird es nach anfänglicher Unsicherheit im Spiel in aller Regel als ein Vorteil empfunden, dass sie im Spiel leichter alternative Handlungsweisen umsetzen können, als sie dies im tatsächlichen direkten Miteinander tun, und sich so ebenso wie die Kinder ausprobieren und neue Interaktionsmuster einüben können.

In der Nachbesprechung ist es wichtig, dennoch auf die unterschiedlichen Ebenen, nämlich die Spielerfahrung einerseits, und die Wirklichkeit der Familie andererseits, einzugehen und dann einen Bezug zwischen ihnen herzustellen, sodass ein Transfer in den Alltag möglich wird. Dadurch erfahren die Eltern

Unterstützung darin, ihr Kind anders zu behandeln als bisher, und dadurch zu einer Veränderung in der Beziehung beizutragen.

Ein Unterschied zur PZFT ist hier neben der geringen Berücksichtigung von Geschwisterkindern auch in der Haltung zu sehen:

> *„In der kindorientierten Praxis geht der Therapeut nicht davon aus, dass ein Kind seine Probleme durcharbeiten muss wie in der psychoanalytischen Kindertherapie […]. Ebenso wenig wird in diesem Zusammenhang die Beziehung zum Therapeuten als das hauptsächliche Medium von Heilung betrachtet" (Wilson 2003, 23).*

Kinderpsychodrama. Aus dem Psychodrama mit Kindern sei hier auf den Ansatz von Alfons Aichinger (Aichinger/Holl 2002) verwiesen. Hier werden mit Hilfe von Stellvertreten durch Tierfiguren einzelne Innere Anteile eines Kindes, aber auch seiner Eltern, dargestellt. Diese spielerische Methode hat sich besonders bei strittigen Familien oder Trennungs- und Scheidungsfamilien bewährt, um zu verdeutlichen, welche Anteile die Kinder jeweils von beiden Eltern haben. Diese können dann entsprechend gewürdigt werden und so zu einer Integration und Stabilisierung beitragen.

Der personzentriert arbeitende Familientherapeut wird seinen je eigenen, auf die jeweilige Familie abgestimmten Weg finden müssen, inwiefern er sich von der Familie selbst im Gespräch und im Spiel leiten lässt, bzw. auf welche Anregungen er zurückgreift und welche methodischen Angebote er einer Familie macht. Dazu bieten sich z. B. gemeinsames Rollenspiel mit oder ohne Handpuppen, Erstellen einer Familienskulptur, körperliche Angebote wie typische Bewegungen und Gesten, gemeinsames Malen bzw. Gestalten zu einem bestimmten familienrelevanten Thema, Einsatz von Narrativen und Geschichten, Gestalten von Ritualen, Drehen eines Videos etc. an. Die Möglichkeiten sind schier unerschöpflich und der Kreativität sind keine Grenzen gesetzt. Gleichzeitig sollte der Therapeut nicht unter Druck geraten, der Familie „etwas bieten zu müssen".

Wesentlich erscheint, dass er gerade in der Arbeit mit der ganzen Familie dafür sorgen muss, dass alle Familienmitglieder zu ihrem Recht kommen und gesehen werden, und er ggf. aktiver sein und stärker strukturierend eingreifen muss, um dafür sorgen zu können. Dabei sollte er auch immer seine eigenen Ressourcen, Bedürfnisse und Grenzen im Blick behalten. Aus einer solchen Position und der personzentrierten Grundhaltung heraus wird er sich von seiner professionellen Intuition leiten lassen und im Vertrauen auf die Aktualisierungstendenz der Familie an deren Entwicklung teilhaben.

6.7 Familien in unterschiedlichen Lebensphasen

Andreas Renger

„Vor Ankommen wird gewarnt!" (Schmid-Fahrner 1997, 54).

Sprechen wir über „Lebensphasen", so meinen wir das nicht im entwicklungspsychologischen Sinne als Stadien, die jede Familie in einer bestimmten Chronologie durchläuft. Wir verstehen diese als mehr oder weniger kritische Lebensereignisse, die es zu bewältigen gilt. Es sind Stadien oder Übergänge, die in aller Regel etwas mit Ablösung, zumindest mit Veränderung zu tun haben. Veränderungen werden in dem Maße als schwierig erlebt, in dem sie dem Menschen eine Notwendigkeit von Veränderung im Selbstkonzept abverlangen. Dabei möchten wir diese Entwicklungsaufgaben nicht nur unter dem Aspekt der erfolgreichen Bewältigung betrachten. Aus einer humanistischen Perspektive gehört das Scheitern an Lebensaufgaben ebenfalls zum Dasein wie die erfolgreiche Bewältigung. Wenn unser Kriterium das Verbleiben im Prozess des Lebendigsein ist, dann kann Scheitern auch Lebendigsein bedeuten und „erfolgreiche Bewältigung" eventuell auch Stagnation. An kritischen Lebensereignissen werden hier einige typische, ohne Anspruch auf Vollständigkeit, herausgestellt:

Das Paar vor der Familiengründung. Die Dyade ist geprägt von einer starken wechselseitigen Bezogenheit, von einer häufig exklusiven Bindung. Gefühle von Liebe und Verliebtheit können in aller Regel ungeteilt gelebt werden. Die Ablösung aus dem eigenen Elternhaus verstärkt die Orientierung auf die neue Beziehung. Oft wird diese Zeit von dem Ideal getragen, es besser zu machen als die Eltern. Umgekehrt kann aber nach Erikson (1956) auch das als schwach erlebte eigene Identitätsgefühl durch den hohen Grad an Nähe und Intimität auf eine gewaltige Probe gestellt werden.

Wenn lieben bedeutet, das andere im anderen lieben zu können, so ist dies sowohl Ausdruck der Sehnsucht, ebenso so geliebt zu werden, als auch Ausdruck der Sehnsucht, sich selbst so mit allen nicht integrierten Anteilen annehmen zu können. Zugleich liegt in dieser Sehnsucht auch die Quelle aller Überforderungen und Idealisierungen der Beziehung, wie sie schon Erich Fromm 1941 (im Deutschen: 1980) problematisierte. Beispielhaft sei hier Schmid-Fahrner (1997) erwähnt, die der Verherrlichung des Eins- und Aufgehobenseins die Lust an der Entdeckung von Unterschieden (Kap. 6.1) gegenüberstellt.

Retrospektiv sind aber im Rahmen einer Familienanamnese oft die später zu Konflikten führenden Differenzen oder typische Konfliktstile bereits erkennbar.

Geburt der Kinder. Ist die Paarbildung nach außen hin klar formiert, so sind die Rollen und Rangpositionen nach innen mit der Geburt des ersten Kindes noch keineswegs festgelegt. Rollen und Positionen sind nur zum Teil planbar oder durch Absprachen zu treffen, sondern auch oft an unbewusste Prozesse und Bedürfnisse gebunden. Sie ergeben sich oft erst nach der Geburt aus der gemeinschaftlichen Interaktion aller. Also auch das Neugeborene ist am Prozess der Rollenfindung der Eltern beteiligt, indem es Aufmerksamkeit selegiert und sich mit den eigenen Bedürfnissen eher an den einen oder anderen Elternteil wendet. Eltern finden sich auf diese Weise unter Umständen eher in einer Rolle wieder, als dass sie das Gefühl haben, sie wirklich selber gestaltet zu haben. Gerade davon kann aber das Ausmaß an Zufriedenheit mit der eigenen Rolle abhängen.

Eine Längsschnittstudie (Kurdek 2008) zeigte sowohl bei Paaren mit Kindern wie bei Paaren ohne Kinder im Laufe der ersten sieben Jahre einen kontinuierlichen Rückgang an Paarzufriedenheit. Bei den kinderlosen Paaren zeigte sich allerdings in den darauffolgenden drei Jahren kein weiterer Rückgang, bei den Paaren mit Kindern hingegen in den folgenden Jahren eine weitere Zunahme der Unzufriedenheit. Demnach kann die Familiengründung, die Erweiterung der Dyade um weitere Mitglieder mit ihren eigenen Bedürfnissen objektiv als ein Risikofaktor für die Paarbeziehung angesehen werden. Dafür mögen die aufkommenden Belastungen, die durchwachten Nächte und Streit um unterschiedliche Erziehungsauffassungen eine Rolle spielen, ebenso aber auch die schwindende Aufmerksamkeit füreinander. Die Sexualität zwischen den Partnern verliert häufig an Spontaneität, Lust weicht oft der Erschöpfung und der Überforderung durch den Alltag. Die Weiterentwicklung eines gemeinsamen Paarkonzepts stagniert zugunsten der Entwicklung des Familienkonzepts.

Unter bestimmten Lebensumständen entstehen Eltern-Kind-Beziehungen, die als Risikofaktor für die kindliche Entwicklung angesehen werden können und u.U. bis ins Erwachsenenalter ihre Auswirkungen haben können. Entsteht eine Passung zwischen Eltern und Kind in aller Regel intuitiv (Kap. 4.4.1 und 6.3), so können die Rückkopplungssignale aus unterschiedlichen Gründen auch fehlinterpretiert werden und die Selbstregulation des Säuglings gestaltet sich kompliziert. Schnell können Eltern in eine ohnmächtige Lage geraten. Belastungen durch die Schlafprobleme von Kleinkindern und Säuglingen können eine Spirale von Fehlanpassungen auf beiden Seiten auslösen. In vielen Städten gibt es inzwischen Schreiambulanzen. Auf eher präventiver Ebene hat in den letzten Jahren die *Marte-Meo-Methode* (Aarts 2009) weite Verbreitung gefunden.

Ohne eine eigene explizite theoretische Einbettung ist die Methode eine praktische Umsetzung von mentalisierungsbasiertem Wissen und angewandtem personzentrierten Frühförderprogramm für Eltern.

Was, wenn sich der ersehnte Wunsch nach einem Kind aber nicht erfüllt? Der Kinderwunsch kann unter Umständen zum zentralen Lebensthema des Paares oder auch nur des einen Partners werden. Infertilität kann zu einer starken Infragestellung der eigenen Leistungsfähigkeit als Mann bzw. als Frau führen, vor allem kann aber die Aussicht, sich nicht reproduzieren zu können, auch starke Sinnkrisen auslösen.

> *„Diese ist häufig verbunden mit dem Gefühl von Leere, Traurigkeit und dem Bewusstsein, dass einem eine zentrale Lebensperspektive und die damit einhergehenden Entbehrungen versagt bleiben" (Mehlsteibel 2000, 7).*

Verständlich, dass in dieser Situation oft der Weg in die Aufnahme einer reproduktionsmedizinischen Behandlung gewählt wird. Nicht selten werden Belastungsfaktoren auf diesem Wege noch verstärkt:

> *„Häufige Fehlzeiten am Arbeitsplatz [...], Belastungen der sexuellen Beziehung, massive Anspannungen in der Zeit zwischen dem Embryotransfer und der Hoffnung auf das Ausbleiben der Monatsblutung" (Mehlsteibel 2000, 6).*

Aufgabe einer PZFT ist es hier, dem Paar zu helfen, die eigenen Maßstäbe für die innere Bewertung in der Krise zu entdecken und das Paar eventuell im Prozess der Trauerarbeit zu begleiten, wenn die reproduktionsmedizinische Behandlung erfolglos war.

Eltern in der Pubertät. Ohne Frage ist die Pubertät für Jugendliche eine schwierige Zeit, in der der Körper sich verändert, Beziehungen außerhalb der Familie an Bedeutung zunehmen und damit das Selbstwertgefühl in besonderem Maße von Außenbewertungen durch die Gruppe der Gleichaltrigen und deren Normvorstellungen beeinflusst wird. Eltern reagieren mit einer „Art Turboerziehung, um in letzter Minute noch alles richtig zu machen" (Juul 2010, 208), mit Restriktionen oder mit Resignation der hoffnungslosen Aufgabe gegenüber, die Kinder noch ihren Vorstellungen gemäß an das familiäre System anbinden zu können. Nicht selten erleben sie die Peergroup ihrer Kinder als Konkurrenz, die Begegnung mit dem pubertierenden Kind wird zur Begegnung mit dem eigenen Schatten, mit den nicht integrierten Anteilen des eigenen Selbstkonzepts also. Die Kinder leben riskant, gehen an die Grenzen von Legalität, überschreiten sie auch, experimentieren mit ihren Ängsten, ihrer Sexualität, mit Drogen und Alkohol. Das Erleben der eigenen Pubertät der Eltern mit all ihren leidvollen Erfahrungen, von genutzten und nicht genutzten Gelegenheiten, von Bindungswünschen und Bindungsverlusten facht wieder auf. Sie berühren also Themen, von denen die Eltern in ihrer Lebensphase doch glaubten, ihren Frieden damit gemacht zu haben, sie also irgendwie erledigt zu haben. Die Notwendigkeit, sich nun noch einmal aus der gesicherten Existenz heraus den Gefährdungen des Lebens zu stellen, wird von vielen Eltern als Bedrohung erlebt. Eine Mischung aus Angst, aber auch aus Neid kann entstehen. Während die Lebensmitte überschritten ist, müssen Eltern zusehen, wie neues, junges Leben erblüht. Das heißt auch, dass diese Zeit für die Eltern erfolgreich verlaufen kann, wenn sie auch von ihnen als eine Entwicklungsaufgabe gesehen werden kann. Die Aufgabe lautet, nicht mit den Kindern um die Jugend zu konkurrieren, sondern die ihrem Alter gemäße Form von Lebendigkeit zu finden und sich eventuell alten Ängsten zu stellen:

- Wie zufrieden bin ich bezüglich meiner eigenen Sexualität?
- Wie erlebe ich meine Begrenztheit in einem eingerichteten Leben?
- Welche Ängste befallen mich jenseits der Lebensmitte?
- Wie gut ist meine eigene Autonomie entwickelt?
- Wie stumm und ausdruckslos bin ich in meiner Beziehung geworden?
- Wo tangiert das Verhalten meiner Kinder in der Pubertät meine eigenen Sinnfragen?
- Wohin bringt mich mein Denken in logischen Konsequenzen?

Trennung und Scheidung. Stellt die Trennung der Eltern für Kinder generell eine hohe Belastung dar, so können wir doch graduelle Unterschiede in der Verarbeitung dieser Belastung verzeichnen. Dabei lässt sich sicher kein „ideales Alter“ der Kinder festmachen, in dem sie gut mit der Trennung der Eltern „fertig werden“. Viele Eltern haben allerdings solche Überlegungen im Blick und ziehen eine Trennung zeitlich hinaus, ohne zu berücksichtigen, dass auch genau das für die Kinder zur Belastung werden kann. Als Bewältigungshilfe kann allerdings sehr wohl die Fähigkeit der Eltern gelten, mit den Kindern über die Situation zu reden und ihnen möglichst große Bindungssicherheit in dieser schwierigen Zeit zu geben. Dies bezieht sich vor allem auf die Aufklärung bezüglich der zukünftigen Wohn- und Lebensverhältnisse und den Verzicht auf die Einbeziehung der Kinder in die Konfliktthemen der Eltern.

In den letzten Jahren hat sich für Eltern, deren Konflikte nach der Trennung unkontrolliert eskalieren, der Begriff der Hochstrittigkeit etabliert. Experten des Familiengerichts und der Jugendhilfe sind mit der Entwicklung von Beratungskonzepten beschäftigt, um im Sinne des Kindeswohls Einigungen zu erzielen. Familiengerichte sind nach § 156 FamFG gehalten, ein Einvernehmen zwischen den streitenden Parteien zu erzielen, und können für hochstrittige Eltern Beratungen zur Lösung von Besuchs- und Aufenthaltskonflikten anordnen. Erziehungs- und Familienberatungsstellen ist in den letzten Jahren hier ein neues Aufgabenfeld im Bereich der Mediation zugewachsen. Berater brauchen in diesem Zusammenhang fundiertes Wissen um die Merkmale hochstrittiger Paare, um zu verstehen, warum es oft schwer ist, überhaupt ein Arbeitsbündnis mit den Partnern zu schließen. Knappe aber gute Hinweise finden sich bei Krabbe (2010).

Bezüglich des Aufenthalts der Kinder nach der Trennung findet in den letzten Jahren ein Wandel weg von dem klassischen Besuchsmodell, bei dem die Kinder während der Woche bei der Mutter leben und an den Wochenenden beim Vater sind, statt. Stattdessen werden so genannte Doppel-Residenzmodelle propagiert, bei denen die Kinder einen festen Zeitraum bei dem einen Elternteil leben und einen Zeitraum bei dem anderen. Dies setzt voraus, dass in beiden Elternhäusern jeweils Raum für eigene Kinderzimmer vorhanden ist und die Eltern in der Nähe wohnen bleiben können, um den Kindern den Schulbesuch in der gleichen Schule zu ermöglichen. Beim so genannten Nestmodell gibt es einen festen Wohnort für die Kinder, der mal vom einen, mal vom anderen Elternteil mit bewohnt wird. Beide Modelle setzen erhebliche ökonomische Ressourcen voraus.

Patchworkfamilien. Liebespaare können sich trennen, Elternpaare hingegen können nicht vollständig voneinander getrennt werden. Dies ist eben auch dann der Fall, wenn die biologischen Eltern sich neu binden und für die Kinder neue erwachsene Bezugspersonen in deren Leben treten. Die Besonderheit in diesen Konstellationen ist, dass – anders als in gewachsenen Familien – Eltern–Kind–Bindungen bereits bestehen, die älter sind als die neue Partnerschaft. Der neue Stiefelternteil macht also immer wieder die Erfahrung, dass es eine Bindung des Partners an das eigene Kind gibt, die älter und zumeist auch enger ist, als die zum Partner. Das heiß, in Konflikten zwischen den Partnern, die das Kind betreffen, kann der eine Partner nie sicher sein, welche Loyalitäten schließlich die stärkeren sind.

In aller Regel hat es keine Phase der Paarbeziehung ohne Kinder gegeben und somit auch keine vorausgehende Entwicklung eines gemeinsamen Paarkonzepts. Mehr noch, es kommen Kinder in die neue Lebensgemeinschaft, die vorher Mitakteure an der Gestaltung eines anderen Familienkonzeptes waren, das in der neuen Familie nur eingeschränkt Gültigkeit hat und unter Umständen mit dem neuen oder vom Stiefelternteil mitgebrachten Familienkonzept kollidiert.

In der Arbeit mit Patchworkfamilien sind auf der Elternebene gerade solche Fragen nach erlebter Loyalität, die Ängste vor Verlust der Loyalität des Partners, die Erwartungen an den anderen, um die Bindungssicherheit stabil zu halten oder sie überhaupt erst zu gewinnen, von zentraler Bedeutung. Auf der Ebene der Kinder sind immer wieder Fragen der Loyalität zum leiblichen Elternteil, der nicht in der neuen Familie lebt, zu beachten. Kinder brauchen in dieser Situation viel Unterstützung, ihrer Loyalität zum anderen Elternteil auch Ausdruck geben zu können, und Vermittlung, damit sie in der neuen Familie mit diesem Bedürfnis auch gesehen werden.

Empty Nest – Ablösung von den Kindern. Ein Paar beginnt sein gemeinsames Leben normalerweise „allein zu zweit“, bevor die Kinder kommen und beendet sein Zusammenleben – ist der Parcours ohne Trennung durchlaufen – wieder allein, wenn die Kinder erwachsen sind. Und doch ist dieses „allein zu zweit“ ein gänzlich anderes als zu Beginn der Partnerschaft.

Das Gleichgewicht verschiebt sich häufig zugunsten der Frau. Der Mann kehrt – so ist heute noch die gesellschaftliche Realität – nach seinem Ruhestand nach Hause, in das Reich der Frau, in dem er seinen Platz oft noch suchen muss, zurück. Gemeinsame Interessen und Bedürfnisse müssen neu gefunden werden, auch ein gemeinsames Paarkonstrukt im Alter will entwickelt sein. Dieses ist oft stärker retrospektiv an den gemeinsamen Erinnerungen und weniger in die Zukunft ausgerichtet. Sexualität hat nicht mehr den identifikatorischen Stellenwert wie zu Beginn der Beziehung.

Psychische Erkrankung der Eltern. Kinder, die mit einem abhängigen, depressiv, bipolar oder schizophren erkrankten Elternteil aufwachsen, haben ein deutlich höheres Risiko, in ihrer Kindheit und Jugend Entwicklungsprobleme zu zeigen und später in ihrem Leben eine gleichartige oder andere psychische Erkrankung zu entwickeln (Lenz 2005). In den letzten Jahren werden hierfür auch zunehmend epigenetische Erklärungsmodelle herangeführt. Aber auch allein unter den Aspekten der Bindungstheorie (Kap. 4.4.1) und der Mentalisierungstheorie (Kap. 4.4.3) erscheint der Zusammenhang zwischen der Erkrankung der Eltern und der Anfälligkeit der Kinder nicht verwunderlich, wenn eine angemessene Affektspiegelung durch die primären Bezugspersonen nicht oder nur verzerrt erfolgen kann. Umgekehrt werden Kinder aus derart belasteten Familien häufig parentifiziert, mit altersunangemessenen Aufgaben betraut oder übernehmen sie von sich aus, oder geraten in die Rolle des Partners für den einen (nicht unbedingt den psychisch kranken) Elternteil. Kinder von Eltern mit einer emotional instabilen Persönlichkeitsstörung sind in besonderem Maße mangelnder Impulskontrolle, raschem Wechsel zwischen Überidealisierung und Abwertung ausgesetzt.

Angebote für Kinder psychisch kranker Eltern sind noch spärlich, die Akzeptanz solche Angebote lässt bisher zu wünschen übrig. Die Scheidungsquote ist bei Eltern, von denen mindestens ein Partner psychisch erkrankt ist, höher, die Trennungen verlaufen dramatischer, die Anzahl so genannter hoch strittiger Auseinandersetzungen ist höher und damit die Belastung für die Kinder im Scheidungsfall weitaus größer.

Chronische Erkrankung, Tod und Trauer. Die chronische Erkrankung eines Kindes stellt die Eltern vor eine große Herausforderung. Sie ist eine unausweichliche Konfrontation mit der Unplanbarkeit des Lebens und mit der Ohnmacht, ein Kind eventuell auch wieder verlieren zu müssen. Neben den objektiven Belastungen durch viele Arztbesuche und Krankenhausaufenthalte kommen also solche Notwendigkeiten, sich in das Unvermeidliche fügen zu müssen, immer wieder Hoffnungen aufzubauen und Enttäuschungen und Rückschläge zu erleben. Für Eltern ist es manches Mal nicht leicht, eine Bindung zu einem Kind aufzubauen, das sie eventuell bald wieder hergeben müssen. Rational nicht begründbare Schuldgefühle oder Schuldzuweisungen stellen zudem auf der Elternebene oft eine hohe Belastung für die Partnerschaft dar.

Eine schwere Erkrankung verlangt den Kindern oftmals eine Unterwerfung unter schmerzhafte medizinische Prozeduren ab, eine hohe Disziplin bzgl. der Einnahme von Medikamenten. Als Reaktion hierauf ergibt sich oft für die Kinder ein starkes Bedürfnis, auszubrechen, sich an anderer Stelle Reglementierungen in Schule oder Familie zu widersetzen und sich auf diese Weise Freiheiten zurückzuholen. Eltern sind versucht, ihren kranken Kindern entsprechend mehr Freiraum einzuräumen und ihnen weniger Grenzen zu setzen als beispielsweise dem gesunden Geschwisterkind.

1998 wurde das erste Kinderhospiz in Deutschland gegründet. Inzwischen existieren etwa 15 Kinderhospize bundesweit. In stationären Kinderhospizen finden Eltern und Geschwisterkinder Entlastung, während die kranken Kinder von erfahrenem Fachpersonal betreut werden. Oft ist es für Familien auch möglich, kurze Zeit über den Tod hinaus im stationären Hospiz zu verbleiben.

Die Verarbeitung des Todes eines Familienmitgliedes ist ein höchst subjektiver Prozess. Der Personzentrierte Ansatz bietet hervorragende und feinfühlige Möglichkeiten, Menschen in diesem Prozess zu begleiten. Immer wieder tauchen in diesem Zusammenhang Fragen vom „richtigen Trauern“ auf, werden Phasen oder Schritte beschrieben, wie gelungene Trauerarbeit verläuft. Es ist gut, diese Schritte zu kennen, wie etwa die von Worden, beschrieben in Backhaus (2017), und zugleich einem trauernden Elternpaar in der Trauerbegleitung die Freiheit zu lassen, ihren Weg der Auseinandersetzung mit dem Schmerz und dem Verlust zu finden.

Der Tod eines Elternteils stellt den denkbar größten Einschnitt in die Biographie eines Kindes oder Jugendlichen dar.

Sehr häufig taucht rasch der Gedanke auf, Kinder dann bei einer Trauerbegleitung oder eine Kindergruppe (z. B.: „Trau dich trauern“ der Malteser) anzumelden – oftmals motiviert durch die Ratlosigkeit der Erwachsenen, wie mit einem Kind, das von einem Sterbefall betroffen ist, umzugehen ist. Diese Gruppen sind sehr sinnvoll und haben gut ausgearbeitete Konzepte, was ein Kind in den ersten Wochen und Monaten allerdings braucht, ist eine stabile und zuverlässige Bezugsperson, die die Fragen des Kindes beantworten kann und verfügbar ist.

Auch Kinder gehen mit dem Tod der Eltern sehr unterschiedlich um, finden ihren eigenen Weg, die damit verbundenen Affekte zu regulieren. Fragen ob „richtig“ getrauert wird, erübrigen sich hier, ebenso die Frage, wann denn ein Trauerprozess beendet sein sollte. Die Angehörigen sollten sich schon darauf einstellen, dass es Einbrüche in der schulischen Leistungsfähigkeit des Kindes geben kann, ebenso wie eine ehrgeizige Einengung auf schulische oder sportliche Bereiche. Entscheidend ist, ob und wann dies als eine Symptombildung verstanden wird oder als eine von vielen Möglichkeiten, die schwere Belastung zu verarbeiten.

7 Fazit und Ausblick

Ulrike Hollick

Das vorliegende Buch ist das Ergebnis eines langen Prozesses zur Entwicklung der Personzentrierten Familientherapie und –beratung, den man mit einem Weg vergleichen könnte. Sowohl in der Konzeption der Theorie als auch der Erprobung in der Praxis sind die unterschiedlichen Persönlichkeiten, Schwerpunkte und Zugangswege deutlich geworden. Damit ist der Weg jedoch nicht am Ende angelangt, sondern vielmehr lädt er ein, weitere Schritte zu tun, um die PZFT weiterzuverbreiten, mit Leben und Erfahrungen zu füllen, einzelne Themen werden sicherlich in der Zukunft noch vertieft und weiter ausgearbeitet.

Der Band stellt also quasi einen Status Quo dar, eine Art Standortbestimmung der neukonzipierten Personzentrierten Familientherapie und –beratung, wie sie aktuell in Deutschland von den Autoren im Rahmen von Weiterbildungen gelehrt wird.

Auch diese unterliegen einer permanenten Weiterentwicklung. Daher sind wir für Rückmeldungen und Anregungen und eine breite Diskussion in der Fachöffentlichkeit dankbar.

Eine häufig geäußerte Kritik ist die, dass die PZFT auf einige bereits vorhandene Ansätze zurückgreift. Allerdings geschieht dies in einer Form, die diese Ursprünge würdigt und benennt und sie hat durchaus auch ihr eigenes Profil.

Neu und einzigartig ist zum einen die theoretische Begründung und Konzeptbildung, zum anderen die Kombination der unterschiedlichen Anregungen aus der personzentrierten Haltung heraus und unter der Sichtweise, dass der Klient nicht eine Einzelperson i.S. eines Indexpatienten ist, sondern die Familie, die sich weiterentwickeln will auf ihrem Weg zu einer fully functioning family.

Von Seiten familientherapeutisch arbeitender Kollegen anderer Schulen wird der Bedarf deutlich nach Konzepten, wie Kinder und Jugendliche mehr in die Familientherapie einbezogen werden können. Auch hier hat die PZFT mit der langjährigen Erfahrung der Spieltherapie und den entsprechenden Kompetenzen in der Einbeziehung und Beziehungsgestaltung mit den Kindern und Jugendlichen etwas zu bieten.

Eventuelle Kritik mag möglicherweise von Seiten der Kinder- und Jugendlichentherapeuten laut werden, die dankenswerterweise schon lange personzentriert mit den Bezugspersonen und der ganzen Familie arbeiten.

Ihnen sei dazu gratuliert und sie seien eingeladen, ab und an eine andere Brille, nämlich die der PZFT, aufzusetzen, durch die hindurch sie nicht primär auf das in Therapie befindliche Kind im Kontext seiner Familie schauen, sondern auf die Familie und in ihrem Rahmen auf jedes einzelne Familienmitglied und deren Beziehungen zu einander.

Dies schließt sich gegenseitig nicht aus, sondern kann sich im Gegenteil, im Idealfall, je nach Familie, Situation und Bedarf, wunderbar ergänzen und eine flexible Einstellung des Blickwinkels und damit eine größere Wirksamkeit der Therapie ermöglichen.

Relativ ungewohnt mag es sein, über das gemeinsame Spielen von Eltern und Kindern unter einem therapeutischen Blick und Verständnis auf der Metaebene mit der Familie zu sprechen. Auch die Rolle des Therapeuten ist eine andere, so dass es unabdingbar ist, sich mit dieser auseinanderzusetzen und zu überprüfen, ob diese dem eigenen Verständnis und Vorgehen entspricht.

Aus allen aktuellen Forschungsergebnissen zur Wirksamkeit von Beratung und Psychotherapie ist bekannt, dass den zentralen Wirkfaktor die Beziehung zwischen Therapeut und Klienten darstellt. Gerade in diesem Bereich liegt eine der großen Stärken des Personzentrierten Ansatzes. Auch Vertreter anderer Verfahren können sich diese zu Nutze machen. Allerdings ist hier eine Besonderheit, dass die entsprechende Haltung nicht einfach wie ein Manual appliziert werden kann, sondern es sich hier nach Rogers (1980) um eine „Art und Weise des Seins“ handelt.

Die PZFT enthält also doch viel Eigenes, und die Auseinandersetzung damit lohnt sich sowohl für Familientherapeuten, die mehr die Kinder und Jugendlichen mit einbeziehen wollen und aus der personzentrierten Grundhaltung heraus arbeiten wollen, als auch für Kinder- und Jugendlichentherapeuten, die sicherer in der Arbeit mit der ganzen Familie werden möchten sowie Kollegen, die mit Erwachsenen arbeiten, aber vermehrt den Einfluss sehen, welchen die Familie auf ihre Klienten haben kann. Durch die Beschäftigung mit der PZFT kann für alle Therapeuten ihre Wirksamkeit erhöht werden. Eine gelingende sichere Durchführung der PZFT zu gewährleisten, erfordert allerdings eine intensive Auseinandersetzung mit der Thematik unter Anleitung, d. h. eine qualifizierte Weiterbildung, entsprechende Selbsterfahrung sowie Supervision.

In Zukunft werden sicherlich einige der hier angesprochenen Themen und deren Anwendung in verschiedenen Kontexten weiter vertieft werden. Das Buch will dazu anregen, sich mit Freude auf die Begegnung mit Familien einzulassen und es als ein Geschenk zu betrachten, an ihrer Entwicklung teilhaben zu dürfen. Immer wieder kann dies mit Staunen erfüllen über die Tragfähigkeit von Familien, ihre Entwicklungsfähigkeit und das Gelingen des Lebens in einem guten Miteinander.

Gerade in einer Zeit, in der sich gesellschaftlich die Bedeutung und Zusammensetzung von Familien stark zu verändern scheint, will die PZFT einen Beitrag zu einer Gesellschaft leisten, die gekennzeichnet ist durch sichere Bindungen und erfüllende Beziehungen. Sie will einen Raum für Lebendigkeit und Entwicklung bieten, und dies sowohl für die Familien als auch für den Therapeuten.

Schließen möchten wir mit einem Zitat von Rogers (2005, 32), das zum Ausdruck bringt, in welcher Weise diese Entfaltung gewürdigt werden kann und sollte:

> *„Eine der beglückendsten Erfahrungen, die ich kenne, ist es, ein Individuum in derselben Art und Weise zu würdigen, in der ich einen Sonnenuntergang würdige.*
> *Beim Betrachten eines Sonnenuntergangs fiele es mir nie ein zu sagen:*
> *Etwas weniger Orange in der rechten Ecke würde nicht schaden,*
> *ein bisschen mehr Purpurrot entlang der Grundlinie wäre angebracht*
> *und etwas mehr Rosa in der Farbe der Wolken wäre von Vorteil.*
> *Ich maße mir nicht an, einen Sonnenuntergang zu steuern.*
> *Ich betrachte ihn mit Ehrfurcht, während er sich entfaltet".*

8 Literatur

Weiterführende Literatur

Ahnert, L. (2014): Frühe Bindung. Entstehung und Entwicklung. Ernst Reinhardt, München

Behr, M. (2007): Gesprächspsychotherapie mit Kindern und Jugendlichen. Spieltherapeutische Konzepte und Praxis eines personzentriert-interaktionellen Vorgehens. In: Kriz, J., Slunecko, T. (Hrsg.): Gesprächspsychotherapie. Die therapeutische Vielfalt des personzentrierten Ansatzes. Facultas, Wien, 151 – 164

Behr, M., Reimitz, J., Steiger, T. (2006): Themenheft: Personzentrierte Kinder- und Jugendlichenpsychotherapie. Person, 10 (2)

Boeck-Singelmann, C., Ehlers, B., Hensel, T., Kemper, F., Monden-Engelhardt, C. (Hrsg.) (2003): Personzentrierte Psychotherapie mit Kindern und Jugendlichen: Störungsspezifische Falldarstellungen (Bd. 3). Hogrefe, Göttingen

Boeck-Singelmann, C., Ehlers, B., Hensel, T., Kemper, F., Monden-Engelhardt, C. (2002): Personzentrierte Psychotherapie mit Kindern und Jugendlichen: Anwendung und Praxis (Bd. 2). Hogrefe, Göttingen

Boeck-Singelmann, C., Ehlers, B., Hensel, T., Kemper, F., Monden-Engelhardt, C. (1997): Personzentrierte Psychotherapie mit Kindern und Jugendlichen: Grundlagen und Konzepte (Bd. 1). Hogrefe, Göttingen

Bowlby, J. (2014): Bindung als sichere Basis – Grundlagen und Anwendung der Bindungstheorie. Ernst Reinhardt, München

Brisch, K.-H. (2014): Säuglings-und Kleinkindalter. Klett-Cotta, Stuttgart

Brisch, K.-H. (2013): Schwangerschaft und Geburt. Klett-Cotta, Stuttgart

Brisch, K.-H. (2012): Bindungen – Paare, Sexualität und Kinder. Klett-Cotta, Stuttgart

Brisch, K.-H., Hellbrügge, T. (2003): Bindung und Trauma. Risiken und Schutzfaktoren für die Entwicklung von Kindern. Klett-Cotta, Stuttgart

Cierpka, M. (2015): Regulationsstörungen. Springer, Berlin

Cierpka, M., Windaus, E. (2012): Psychoanalytische Säuglings-Kleinkind – Eltern-Psychotherapie. Brandes und Apsel, Frankfurt

Dornes, M. (1995): Der kompetente Säugling. Fischer, Frankfurt

Gammer, C. (2007): Die Stimme des Kindes in der Familientherapie. Carl-Auer, Heidelberg

Gloger-Tippelt, G. (1988): Schwangerschaft und erste Geburt. Psychologische Veränderungen der Eltern. Kohlhammer, Stuttgart

Görlitz, G. (2005): Psychotherapie für Kinder und Familien. Übungen und Materialien für die Arbeit mit Eltern und Bezugspersonen. Klett-Cotta, Stuttgart

Goetze, H. (2013): Familien spielend helfen. Mit der Filialtherapie elterliche Ressourcen stärken. Beltz, Weinheim

Gregor, A., Cierpka, M. (2004): Das Baby verstehen. Karl Kübel Stiftung, Heidelberg

Grossmann, K., Grossmann, E. (2012): Bindungen – das Gefüge psychischer Sicherheit. Klett-Cotta, Stuttgart

Herzog, T., Stein, B., Wirsching, M. (2000): Qualitätsmanagement in Psychotherapie und Psychosomatik. Thieme, Stuttgart

Hollick, U. (2017): Zum Konzept der Familienaktualisierungstendenz. Gesprächspsychotherapie und Personzentrierte Beratung 3 (17), 151–153

Julius, H., Gasteiger-Klicpera, B., Kißgen, R. (2009): Bindung im Kindesalter. Diagnostik und Intervention. Hogrefe, Göttingen

Kemper, F. (1999): Personzentrierte Familienspieltherapie. Gesprächspsychotherapie und Personzentrierte Beratung 3 (99), 189-191

Kriz, J. (2006): Self-Actualization. Books on Demand, Norderstedt

Landreth, G., Bratton S. (2006): Child Parent Relationship Therapy (CPRT)– A 10-Session Filial Therapy Model. Routledge Taylor and Francis Group, New York

Lenz, A. (2000): Wo bleiben die Kinder in der Familienberatung? Ergebnisse einer explorativen Studie. Praxis der Kinderpsychologie und Kinderpsychiatrie, 10/2000, 765-778

Liebermann, A., Van Horn, P. (2015): Psychotherapie mit Babys und Kleinkindern. Brandes und Apsel, Frankfurt

Ludwig-Körner, C. (2016): Eltern-Säuglings-Kleinkind-Psychotherapie. Vandenhoeck und Ruprecht, Göttingen

Papoušek, M., Schieche, M., Wurmser, H. (2004): Regulationsstörungen der frühen Kindheit. Hans Huber, Göttingen

Retzlaff, R. (2008): Spiel-Räume. Lehrbuch der systemischen Therapie mit Kindern und Jugendlichen. Klett-Cotta, Stuttgart

Satir, V. (2000): Selbstwert und Kommunikation. 14. Aufl. Pfeiffer bei Klett-Cotta, Stuttgart

Satir, V., Banmen, J., Gerber, J., Gomori, M. (2007): Das Satir-Modell. Familientherapie und ihre Erweiterung. Junfermann, Paderborn

Satir, V., Stachowiak, J., Taschmann, H. (2000): Praxiskurs Familientherapie: Die Entwicklung individuellen Gewahrseins und die Veränderung von Familien. Junfermann, Paderborn

Schauenburg, H., Buchheim, A., Beckh, K., Nolte, T., Brenk-Franz, K., Leichsenring, F., Strack, M., Dinger, U. (2010): The Influence of Psychodynamically Oriented Therapists´ Attachment Representations on the Outcome and Alliance in Inpatient Psychotherapy. Psychotherapy Research 20 (2), 193-202

Tillmetz, E. (2014): Balanceakt Familiengründung. Paare begleiten mit dem „Regensburger Familienentwicklungsmodell“. Klett-Cotta, Stuttgart

Weinberg, D. (2005): Traumatherapie mit Kindern. Strukturierte Trauma-Interventionen und traumabezogene Spieltherapie. Pfeiffer bei Klett-Cotta, Stuttgart

Verwendete Literatur

Aarts, M. (2009): Marte Meo – Ein Handbuch. Aarts Productions, Eindhoven

Aichinger, A., Holl, W. (2002): Kinderpsychodrama in der Familien- und Einzeltherapie, im Kindergarten und in der Schule. Grünewald, Mainz

Allen, J. G, Fonagy, P., Bateman, A. W. (2011): Mentalisieren in der psychotherapeutischen Praxis. Klett-Cotta, Stuttgart

Anderson, W. J. (1989): Family Therapy in the Client-Centered Tradition. Person-centered Review 4 (3), 295-307

Antonovsky, A. (1997): Salutogenese. DGVT-Verlag, Tübingen

Axline, V. (2016): Kinder-Spieltherapie im nicht-direktiven Verfahren. 11. Aufl. Ernst Reinhardt, München / Basel

Axline, V. (1972): Kinder-Spieltherapie im nicht-direktiven Verfahren. Ernst Reinhardt, München

Backhaus, U. (2017): Personzentrierte Beratung und Therapie bei Verlust und Trauer. Ernst Reinhardt, München

Baer, U. (2013): Familientherapie. Humanistisch – leiborientiert – kreativ. Semnos, Neukirchen

Behr, M. (2012): Interaktionelle Psychotherapie mit Kindern und Jugendlichen. Hogrefe, Göttingen

Behr, M. (2006): Beziehungszentrierter Erstkontakt in der heilpädagogischen und psychotherapeutischen Arbeit mit Kindern, Jugendlichen und Familien. Person 10 (2), 108–117

Behr, M., Hölldampf, D., Hüsson, D. (Hrsg.) (2008): Psychotherapie mit Kindern und Jugendlichen. Personzentrierte Methoden und interaktionelle Behandlungskonzepte. Hogrefe, Göttingen

Behr, M., Hüsson, D., Nuding, D., Wakolbinger, C. (2014): Psychotherapie und Beratung bei Kindern, Jugendlichen, Familien. Personzentrierte Beiträge aus zwei Jahrzehnten. Facultas, Wien

Bene, E., Anthony, J. (1985): Family Relation Test. Childrens Version. NFER-Nelson, Oxford

Berger, F. (2012): Personzentrierte Beratung. In: Eckert, J., Biermann-Ratjen, E. M., Höger, D. (Hrsg.): Gesprächspsychotherapie. Springer, Berlin, 279–310

Berghahn, K. (Hrsg.) (2000): Über die ästhetische Erziehung des Menschen. Reclam, Ditzingen

Biermann-Ratjen, E.-M. (2016): Gesprächspsychotherapie. Verändern durch Verstehen. Kohlhammer, Stuttgart

Biermann-Ratjen, E-M. (2012): Klientzentrierte Entwicklungslehre. In: Eckert, J., Biermann-Ratjen, E.-M., Höger, D. (Hrsg.): Gesprächspsychotherapie. 2. Aufl. Springer, Berlin, 67–86

Biermann-Ratjen, E.-M. (2010): Das Konzept der Aktualisierungstendenz bestimmt mein non-direktives Beziehungsangebot an den Klienten. Person 14 (2), 139-140

Binder, U., Binder, H. J. (1979): Klientenzentrierte Psychotherapie bei schweren psychischen Störungen. Fachbuchhandlung für Psychologie, Frankfurt

Boszorményi-Nagy, I. (2001): Unsichtbare Bindungen. Die Dynamik familiärer Systeme. Klett-Cotta, Stuttgart

Bott, D. (2001): Client-centred Therapy and Family Therapy. A Review and Commentary. Journal of Family Therapy 23, 361-377

Brecht, B. (1977): Der Jasager. Der Neinsager, 2. Bild (Der Knabe). In: Ausgewählte Werke in sechs Bänden. Suhrkamp, Frankfurt a. M.

Brisch, K.-H. (2018): Bindung und Bindungsstörungen. Vorlesung an der Ludwig-Maximilians-Universität München am 22.1.2018. In: www.khbrisch.de/downloads, 20.2.2018

Brisch, K.-H. (2016): Grundschulalter. Klett-Cotta, Stuttgart

Brisch, K.-H. (2015a): Bindungsstörungen. Klett-Cotta, Stuttgart

Brisch, K.-H. (2015b): Kindergartenalter. Klett-Cotta, Stuttgart

Brisch, K.-H. (2010): SAFE Sichere Ausbildung für Eltern. Klett-Cotta, Stuttgart

Brisch, K.-H., Hellbrügge, T. (2009): Wege zu sicheren Bindungen in Familie und Gesellschaft. Prävention, Begleitung, Beratung und Psychotherapie. Klett-Cotta, Stuttgart

Bronfenbrenner, U. (1978): Ansätze zu einer experimentellen Ökologie menschlicher Entwicklung. In: Oerter, R. (Hrsg.): Entwicklung als lebenslanger Prozess. Hoffmann und Campe, Hamburg, 33-65

Buber, M. (1999): Ich und Du. Gütersloher Verlagshaus, Gütersloh

Buchholz, M. B. (2000): Intimität und Paare. In: Kaiser, P (Hrg.): Partnerschaft und Paartherapie. Hogrefe, Göttingen, 75 – 96

Cain, D. J. (1989): From the Individual to the Family. Person-Centered Review 4 (3), 248-255

Carter, B., McGoldrick, M. (Eds.) (2006): The Expanded Family Life Cycle. 3rd Ed. Allyn and Bacon, New York

Cierpka, M. (2008): Handbuch der Familiendiagnostik. 3. Aufl. Heidelberg, Springer

Cohn, R., Farau, A. (1984): Gelebte Geschichte der Psychotherapie. Klett-Cotta, Stuttgart

Conen, M.-L., Cecchin, G. (2018): „Wie kann ich Ihnen helfen, mich wieder loszuwerden? – Therapie und Beratung mit unmotivierten Klienten und in Zwangskontexten. Carl Auer, Heidelberg

Cornelius-White, J. (2010): Die Aktualisierungstendenz – welche Bedeutung hat sie für mich in Theorie und Praxis? Person 14 (2), 140-141

Döring, E., Monden-Engelhardt, C. (2011): Personzentrierte Elternschule – Miteinander leben (Workshop). In: Wakolbinger, C., Katsivelaris, M., Reisel, B., Naderer, G., Papula, I. (Hrsg.), 359 – 364

Eckert, J. (2006): Familientherapie. In: Eckert, J, Biermann-Ratjen, E. M., Höger, D. (Hrsg.): Gesprächspsychotherapie. Springer Medizin, Heidelberg, 429-434

Eckert, J., Petersen, H. (2012): Der therapeutische Prozess in der Praxis. In: Eckert, J., Biermann-Ratjen, E.-M., Höger, D. (Hrsg.): Gesprächspsychotherapie. 2. Aufl. Springer, Berlin, 177 – 222

Ehlers, B. (2002): Praxis der Elternarbeit in der personzentrierten Psychotherapie mit Kindern und Jugendlichen. In: Boeck-Singelmann, C., Ehlers, B., Hensel, T., Kemper, F., Monden-Engelhardt, C. (Hrsg.), 73-93

Erikson, E. H. (1956): Das Problem der Identität. Psyche 10 (1), 114–176

Esser, U., Schneider, I. (1989): Klientenzentrierte Partnerschaftstherapie als Beziehungstherapie – eine Positionsbestimmung. Jahrbuch für personzentrierte Psychologie und Psychotherapie. Bd 1. Müller, Salzburg, 206-228

Fink, D. (2009): Personzentrierte Beratung von Jugendlichen. In: Rechtien, W., Waldhecker, J., Lück, H. E., Sewz, G. (Hrsg.): Personzentrierte Beratung. Beiträge zur Fundierung professioneller Praxis. GwG, Köln, 96–125

Fonagy, P., Bateman, A. W., Luyten, P. (2015): Einführung und Übersicht. In: Bateman, A. W., Fonagy, P. (Hrsg.): Handbuch Mentalisieren. Psychosozial, 23–66

Fonagy, P., Bateman, A. W., Luyten, P (2012): Einführung und Übersicht. In: Bateman, A. und Fonagy, P (Hrg.): Handbuch Mentalisieren. Psychosozial-Verlag Gießen, 23–66

Fonagy, P., Gergely, G., Jurist, E.L. und Target, M. (2002): Affektregulierung, Mentalisierung und die Entwicklung des Selbst. Klett-Cotta, Stuttgart

Frank, J. D. (1985): Die Heiler. Über psychotherapeutische Wirkungsweisen vom Schamanismus bis zu den modernen Therapien. Klett-Cotta, Stuttgart

Fröhlich-Gildhoff, K. (2011): Personzentrierte (pädagogische und therapeutische) Arbeit mit Kindern im Vorschulalter und ihren Bezugspersonen. In: Wakolbinger, C., Katsivelaris, M., Reisel, B., Naderer, G., Papula, I. (Hrsg.), 129–142

Fröhlich-Gildhoff, K. (2007): Verhaltensauffälligkeiten bei Kindern und Jugendlichen. Kohlhammer, Stuttgart

Fröhlich-Gildhoff, K. (2003): Bezugspersonenarbeit im Rahmen der personzentrierten Psychotherapie mit Jugendlichen. In: Boeck-Singelmann, C., Hensel, T., Jürgen-Jahnert, S., Monden-Engelhardt, Ch. (Hrsg.): Personzentrierte Psychotherapie mit Kindern und Jugendlichen. Bd. 3. Hogrefe, Göttingen, 293-326

Fröhlich-Gildhoff, K., Behr, M., Hufnagel, G., Zülow, C. v. (2003): Zum Stand der Wirksamkeitsforschung in der Personzentrierten Psychotherapie mit Kindern und Jugendlichen. Gesprächspsychotherpie und Personzentrierte Beratung 4 (3), 197-206

Fröhlich-Gildhoff, K., Rönnau-Böse, M. (2015): Resilienz. Ernst Reinhardt, München

Fröhlich-Gildhoff, K., Rönnau-Böse, M. (2009): Resilienz, Resilienzförderung und der Personzentrierte Ansatz. Gesprächspsychotherapie und Personzentrierte Beratung 4, GwG Köln, 217-221

Fromm, E. (1980): Die Furcht vor der Freiheit. Deutsche Verlags-Anstalt, Stuttgart

Gaylin, N. (2009): Family, Self and Psychotherapy: A Person-Centered Perspective. PCCS Books, Ross-on Wye

Gaylin, N. (2008): Person-Centered Family Therapy. Old Wine in New Bottles. Person-Centered and Experiential Psychotherapies, 7 (4), 235-245

Gaylin, N. (2002): Der Personzentrierte Ansatz in der Familientherapie. In: Keil, W., Stumm, G. (Hrsg.): Die vielen Gesichter der personzentrierten Psychotherapie. Springer, Wien, 319-333

Gendlin, E. T. (2004): Focusing. Technik der Selbsthilfe bei der Lösung persönlicher Probleme. Rowohlt, Reinbek

Gloger-Tippelt, G., König, L. (2009): Bindung in der mittleren Kindheit. Beltz, Weinheim

Goetze, H. (2012): Personzentrierte Spieltherapie – persönliche Rückblicke und Perspektiven. Gesprächspsychotherapie und Personzentrierte Beratung 3 (12), 142-150

Goetze, H. (2002): Handbuch der personenzentrierten Spieltherapie. Hogrefe, Göttingen

Goldstein, K. (1940): Human Nature in the Light of Psychopathology. Harvard University Press, Harvard

Gordon, T. (2012): Familienkonferenz. Heyne, München

Gordon, T. (2008): Die neue Familienkonferenz. Heyne, München

Gottman, J. (1999): The Marriage Clinic. A Scientifically Based Marital Therapy. Norton, New York

Grawe, K. (2004): Neuropsychotherapie. Hogrefe, Göttingen

Greenberg, L. (2014): Arbeit mit Emotionen – Emotionsfokussierte Therapie. In: Stumm, G, Keil, W. (Hrsg.): Praxis der Personzentrierten Psychotherapie. Springer, Wien, 81–92

Groddek, N. (2002): Carl Rogers. Wegbereiter der modernen Psychotherapie. Primus, Darmstadt

Grossmann, K. E. (1977): Skalen zur Erfassung mütterlichen Verhaltens von Mary D. S. Ainsworth. In: Grossmann, K., Grossmann, E. (Hrsg.): Entwicklung der Lernfähigkeit in der sozialen Umwelt. Kindler, München, 96-107

Guerney, B. G. (1964): Filial Therapy: Description and Rationale. Journal of Consulting Psychology, 28 (4), 304-310

Guerney, L. F. (2000): Filial Therapy into the 21st Century. International Journal of Play Therapy 9 (2), 1–17

Gutberlet, M. (2010): Zum Erfahren der Aktualisierungstendenz. Person 14 (2), 143-144

Haken, H. (2007): Die Selbstorganisation komplexer Systeme – Ergebnisse aus der Werkstatt der Chaostheorie. 2. Aufl. Picus, Wien

Haken, H. (1990): Erfolgsgeheimnisse der Natur: Synergetik: Die Lehre vom Zusammenwirken. Ullstein, Frankfurt a. M.

Hantel-Quitmann, W. (2013): Basiswissen Familienpsychologie. Familien verstehen und helfen. Klett-Cotta, Stuttgart

Harms, T. (2016a): Emotionelle Erste Hilfe. Bindungsförderung – Krisenintervention – Eltern-Baby-Therapie. Psychosozial-Verlag, Gießen

Harms, T. (2016b): Grundlagen und Methoden der Eltern-Säuglings-Körperpsychotherapie. Körper Tanz Bewegung. Zeitschrift für Körperpsychotherapie und Kreativtherapie 1/2016, 2-16

Harnach, V. (2011): Psychosoziale Diagnostik in der Jugendhilfe. 6. Aufl. Beltz Juventa, Weinheim

Heekerens, H. P. (2000): Die Emotionsfokussierte Paartherapie: Ansatz, Ergebnis- und Prozessevaluation. In: Kaiser, P. (Hrg.): Partnerschaft und Paartherapie. Hogrefe, Göttingen, 323–338

Herriger, N. (2010): Empowerment in der Sozialen Arbeit. 4. Aufl. Kohlhammer, Stuttgart

Hockel, C. M. (2011): Personzentrierte Kinderpsychotherapie. Eine Einführung mit Falldarstellung. Ernst Reinhardt, München

Höger, D. (2012): Klientzentrierte Therapietheorie. In: Eckert, J, Biermann-Ratjen, E.-M., Höger, D. (Hrsg.): Gesprächspsychotherapie. 2. Aufl. Springer, Berlin, 105–128

Höger, D. (2010): Aktualisierungstendenz: Fragen – Antworten – mehr Fragen. Person 14 (2), 142-143

Hoffman, L. (2002): Family Therapy: An Intimate History. Norton, New York

Hollick, U. (2015): BEBI: Begleitete Eltern-Baby-Interaktion. Ein personzentriertes Kursangebot für Eltern mit ihren Kindern im ersten Lebensjahr. Gesprächspsychotherapie und Personzentrierte Beratung 4, 212–218

Holzer, A. (2006): Jugendliche in der Personzentrierten Psychotherapie. Eine Reflektion der Praxis. Person 11 (2), 164–175

Hüsson, D. (2012): Beendigungsphase in der personzentrierten Kinder- und Jugendlichenpsychotherapie. Person 16 (2), 121-129

Isele, G., Stauß, H. (2016): Aktualisierungstendenz und Destruktivität. Zur Kritik der anthropologischen Grundannahmen im Personzentrierten Ansatz. Person 20 (2), 118-130

Jacob, A. (2014): Interaktionsbeobachtung von Eltern und Kind. Kohlhammer, Stuttgart

Jürgens-Jahnert, S., Hollick, U., Fröhlich-Gildhoff, K. (2015): Aufmerksamkeits-Defizit-Hyperaktivitäts-Syndrom (ADHS): Handlungsleitlinien für die Personzentrierte Psychotherapie mit Kindern, Jugendlichen und Bezugspersonen. Person 19 (2), 81-103

Juul, J. (2012): Familienberatung. Perspektiven und Prozess. edition + plus, München

Juul, J.(2010): Pubertät. Wenn Erziehen nicht mehr geht. Kösel, München

Keil, S. (2010): Das Vertrauen in die Aktualisierungstendenz. Person 14 (2), 145-146

Keil, W., Stumm, G. (2014a): Arbeit mit der Beziehung. In: Stumm G., Keil, W. (Hrsg.): Praxis der Personzentrierten Psychotherapie. Springer, Wien, 57–72

Keil, W., Stumm, G. (2014b): Arbeit mit dem Experiencing. In: Stumm, G., Keil, W. (Hrsg.): Praxis der Personzentrierten Psychotherapie. Springer, Wien, 73–80

Kemper, F. (1997): Personzentrierte Familienspieltherapie – am Beispiel einer Familie mit einem zähneknirschenden Knaben. In: Boeck-Singelmann, C. et al. (Hrsg.), 71-134

Kieselbach, T., Baguara, S., deWitte, H., Lernkow, L., Schaufeli, W. (2009): Coping with Occupational Transitions. Springer VS, Wiesbaden

Kirsch, H., Brockmann J., Taubner, S. (2016): Praxis des Mentalisierens. Klett-Cotta, Stuttgart

Krabbe, H. (2010): Rosenkriege – Ist Mediation mit hochstrittigen Scheidungspaaren möglich? Blickpunkt EFL-Beratung, 69-75

Kriz, J. (2017): Subjekt und Lebenswelt. Personzentrierte Systemtheorie für Psychotherapie, Beratung und Coaching. Vandenhoeck und Ruprecht, Göttingen

Kriz, J. (2013): Die Personzentrierte Systemtheorie in der Beratung. In: Gahleitner, S. B., Ploil, E. O., Straumann, U. (Hrsg.): Personzentrierte beraten: alles Rogers? Beltz Juventa, Weinheim, 99- 130

Kriz, J. (2004): Personzentrierte Systemtheorie – Grundfragen und Kernaspekte. In: Kriz, W., v. Schlippe, A. (Hrsg.): Personzentrierung und Systemtheorie. Vandenhoeck und Ruprecht, Göttingen, 13-67

Kriz, J. (1999a): Systemtheorie für Psychotherapeuten, Psychologen und Mediziner. Facultas, Wien

Kriz, J. (1999b): Chaos, Angst und Ordnung. Wie aus der Notwendigkeit zur Struktur Zwangsordnung entstehen kann. Ärztliche Praxis: Neurologie, Psychiatrie, 3, 11-13

Kriz, J. (1998): Chaos, Angst und Ordnung. Wie wir unsere Lebenswelt gestalten. 2. Aufl. Vandenhoeck und Ruprecht, Göttingen

Kurdek, L. A. (2008): Change in Relationship Quality for Partners from Lesbian, Male and Heterosexual Couples. Journal of Family Psychology, 22, 701-711

Langer, I., Langer, S. (2011): Jugendliche begleiten und beraten. Ernst Reinhardt, München

Laucht, M., Esser, G., Schmidt, M.-H. (1999): Was wird aus Risikokindern? Ergebnisse der Mannheimer Längsschnittstudie im Überblick. In: Opp, G., Fingerle, M.,Freytag, A. (Hrsg.): Was Kinder stärkt. Erziehung zwischen Risiko und Resilienz. Ernst Reinhardt, München, 71-93

Lenz, A. (2005): Kinder psychisch kranker Eltern. Hogrefe, Göttingen

Levitt, B. (2010): Für und wider Theorie: Das Konzept der Aktualisierungstendenz dekonstruieren. Person 14 (2), 146-147

Lieb, M. (2015): Das Paar als Herzstück der Familie. Theoretische und praktische Überlegungen in der Personzentrierten Paarberatung. Unveröff. Master-Thesis der Ev. Fachhochschule Bochum

Loeschen, S., Strehl, G. (2008): Der Satir-Prozess. Praktische Fertigkeiten für Therapeuten. Junfermann, Paderborn

Lösel, F., Bender, D. (2008): Von generellen Schutzfaktoren zu spezifischen protektiven Prozessen. Konzeptuelle Grundlagen und Ergebnisse der Resilienzforschung. In: Opp, G., Fingerle, M. (Hrsg.): Was Kinder stärkt. Erziehung zwischen Risiko und Resilienz. 3. Aufl. Ernst Reinhardt, München, 57-78

Lopez, S. D. (2015): Dialogo de Charles O'Leary con Carl Rogers. In: www.youtube.com/watch?v=u_tkli1HNMg, 24.06.2018

Maslow, A. (1954): Motivation and Personality. Harper and Row, New York

McGoldrick, M., Gerson, R., Petry, S. (2016): Genogramme in der Familienberatung. 4. Aufl. Hogrefe, Göttingen

Mehlsteibel, F. (2000): Ein Kind um jeden Preis. Blickpunkt EFL-Beratung, 6-8

Monden-Engelhardt, C. (1997): Zur Personzentrierten Psychotherapie mit Jugendlichen. In: Boeck-Singelmann, C., Hensel, T., Jürgens-Jahnert, S., Monden-Engelhardt, C. (Hrsg.): Personzentrierte Psychotherapie mit Kindern und Jugendlichen. Bd. 2. Hogrefe, Göttingen

O'Leary, C. (2015a): Six Core Conditions in Couple and Family Therapy. Revised – Unveröff. Manuskript

O'Leary, C.(2015b): Person-centered Couple and Family Therapy: The Effects of an Extra Beat of Time. Person Centered and Experiential Psychotherapies, 14 (3), 236-247

O'Leary, C.(2015c): A Couple and Family Therpist's View on Non-Directivity. Unveröff. Manuskript

O'Leary, C. (2014): Paar- und Familientherapie In: Stumm, G., Keil, W. W. (Hrsg.): Praxis der Personzentrierten Psychotherapie, 201 – 213

O'Leary, C. (2012): The Practice of Person-Centred Couple and Family Therapy. Palgrave Maccmillan, New York

O'Leary, C (2004): Counselling Couples and Families. A Person-centered Approach. Sage Publications, London

O'Leary, C., Johns (2007): Couple and Family Therapy. In: Cooper, M., O'Hara, M., Schmidt, P. F., Wyatt, G (Eds.): The Handbook of Person-centered Therapy. Palgrave – MacMillan, London

Papastefanou, C. (1997): Auszug aus dem Elternhaus. Aufbruch und Ablösung im Erleben von Eltern und Kindern. Beltz Juventa, Weinheim

Papoušek, M., Rothenburg, S., Cierpka, M., Hofacker, N. v. (2007): Regulationsstörungen der frühen Kindheit. CD-basierte Fortbildung. Stiftung Kindergesundheit, München

Pauls, H. (2013): Klinische Sozialarbeit. 3. Aufl. Beltz Juventa, Weinheim

Pavel, F. G. (1989): Integrative klientenzentrierte Therapie von Systemen. Jahrbuch für personzentrierte Psychologie und Psychotherapie Bd. 1. Otto Müller, Salzburg

Petzold, M. (1992): Familienentwicklungspsychologie. Quintessenz, München

Plassmann, A. M. (2002): Macht und Erziehung – Erziehungsmacht. Über die Machtanwendung in der Erziehung. Dissertation zur Erlangung des Doktorgrades der Philosophischen Fakultät der Christian-Albrechts-Universität zu Kiel

Reiners, B. (2013): Kinderorientierte Familientherapie. Vandenhoeck und Ruprecht, Göttingen

Rönnau-Böse, M., Fröhlich-Gildhoff, K. (2015): Resilienzfokussierte Kinderpsychotherapie. Person 19 (2), 104–116

Rogers, C. R. (2016): Eine Theorie der Psychotherapie, der Persönlichkeit und der zwischenmenschlichen Beziehungen. Personzentrierte Beratung & Therapie. Bd. 8. Ernst Reinhardt, München

Rogers, C. R. (2005): Die Person als Mittelpunkt der Welt. Klett-Cotta, Stuttgart

Rogers, C. R. (1999): Die klientenzentrierte Gesprächspsychotherapie. 13. Aufl. Fischer, Frankfurt

Rogers, C. R. (1998a): Die notwendigen und hinreichenden Bedingungen für Persönlichkeitsentwicklung durch Psychotherapie. In: Rogers, C., Schmid, P. (Hrsg.): Person-zentiert. Grundlagen von Theorie und Praxis. 3. Aufl. Grünewald, Mainz

Rogers, C. R. (1998b): Entwicklung der Persönlichkeit. 12. Aufl. Klett-Cotta, Stuttgart

Rogers, C. R. (1997): Der neue Mensch. 6. Aufl. Klett-Cotta, Stuttgart

Rogers, C. R. (1981): Therapeut und Klient. Kindler, München

Rogers, C. R. (1980): A Way of Being. Mariner Books

Rogers, C. R. (1978): Die Kraft des Guten. Kindler, München

Rogers, C. (1975): Partnerschule. Kindler, München

Rogers, C. (1961): On Becoming a Person. Houghton-Mifflin, Boston.

Rogers, C, Buber, M. (1990): Martin Buber. In: Kirschenbaum, H., V. L. Henderson (Hrsg.): Carl Rogers Dialogues. Constable, London

Rogers, C. R., Wood, J. K. (1981): Klientenzentrierte Theorie. In: Rogers, C. R. (Hrsg.): Therapeut und Klient. Kinder, München

Rosen, C. (2008): Personzentrierte Elternschule. GwG, Köln

Rottländer, P. (2017): Mentalisieren in der Paartherapie. Blickpunkt EFL-Beratung 38, 40–52

Sachse, R. (2000): Diagnostik in der Gesprächspsychotherapie. In: Laireiter, A. (Hrsg.): Diagnostik in der Psychotherapie. Springer, Wien, 165-178

Sander, K., Ziebertz, T. (2010): Personzentrierte Beratung. Ein Lehrbuch für Ausbildung und Praxis. 2. Aufl. Beltz Juventa, Weinheim

Satir, V. (2003): Familienbehandlung. Kommunikation und Beziehung in Theorie, Erleben und Therapie. 10. Aufl. Lambertus, Freiburg

Satir, V. (2001): Mein Weg zu dir: Kontakt finden und Vertrauen gewinnen. Kösel, Stuttgart

Sauer, J. (2003): Diagnostik, Diagnose. In: Stumm, G., Wiltschko, J., Keil, W. (Hrsg.): Grundbegriffe der Personzentrierten und Focusing-orientierten Psychotherapie und Beratung. Pfeiffer bei Klett-Cotta, Stuttgart, 72-75

Schär, M., Steinebach, C. (2015): Resilienzfördernde Psychotherpie für Kinder und Jugendliche. Grundbedürfnisse erkennen und erfüllen. Beltz, Weinheim

Schlippe, A. v., Schweitzer, J. (2016): Lehrbuch der systemischen Therapie und Beratung. Band 1: Das Grundlagenwissen. 3. Aufl. Vandenhoeck & Ruprecht, Göttingen

Schmid, P. (2010): Ein Prozess der Personalisierung – Zum dialektisch-dialogischen Verständnis der Aktualisierungstendenz. Person 14 (2), 147-149

Schmid, P. F. (1992): Herr Doktor, bin ich verrückt? – Eine Theorie der leidenden Person statt einer „Krankheitslehre“. In: Frenzel, P., Schmid, P. F., Winkler, M. (Hrsg.): Handbuch der Personzentrierten Psychotherapie. Edition Humanistische Psychologie, Köln, 83–126

Schmid-Fahrner, C. (1997): Spielregeln der Liebe. Integrativ-systemische Paartherapie. dtv, München

Schmidtchen, S. (2006): Spieltherapie mit Erwachsenen? Analyse der Nutzungsmöglichkeiten von Spieltätigkeiten zur Verbesserung der Kompetenzen zur Selbstverwirklichung. Gesprächspsychotherapie und Personzentrierte Beratung, 37 (4), 229–236

Schmidtchen, S. (2001): Allgemeine Psychotherapie für Kinder, Jugendliche und Familien. Kohlhammer, Stuttgart

Schmidtchen, S. (1999): Klientenzentrierte Spiel- und Familientherapie. 4. Aufl. Beltz PVU, Weinheim

Schmidtchen, S. (1996): Klientenzentrierte Spiel- und Familientherapie. 4. Aufl. Psychologie Verlags Union, Weinheim

Schnarch, D. (2011): Psychologie sexueller Leidenschaft. Piper, München

Schneewind, K. A. (2010):Familienpsychologie. 3. Aufl. Kohlhammer, Stuttgart

Siegel, D., Hartzell, M. (2009): Gemeinsam leben, gemeinsam wachsen. Arbor, Freiamt

Soltvedt, M. (2005): BOF. Barnorienterad familjeterapi. Mareld, Falun / Schweden

Sprenkle, D. H., Davis, S. D., Lebow, J. L (2009): Common Factors in Couple and Family Therapy. The Overlooked Foundation for Effective Pracice. Guilford, New-York

Stern, D. N. (2006): Die Mutterschaftskonstellation. Eine vergleichende Darstellung verschiedener Formen der Mutter-Kind-Psychotherapie. Klett-Cotta, Stuttgart

Stierlin, H. (1975): Eltern und Kinder im Prozess der Ablösung. Suhrkamp, Frankfurt a. M.

Stumm, G. (2010): Die Aktualisierungstendenz: eine Synopse in Thesen. Person 14 (2), 135-138

Stumm, G., Keil, W.(2014): Praxis der Personzentrierten Psychotherapie. Springer, Wien

Teichmann-Wirth, B. (1992): Man darf das nicht vor keuschen Ohren nennen, was keusche Herzen nicht entbehren können. In: Frenzel, P., Schmid, P. F, Winkler, M. (Hrsg.): Handbuch der Personzentrierten Psychotherapie. Edition Humanistische Psychologie, Köln

Teusch, L. (1993): Diagnostik in der Gesprächspsychotherapie. In: Teuch, L., Finke, J. (Hrsg.): Krankheitslehre der Gesprächspsychotherapie. Asanger, Heidelberg, 115-134

Tschöpe-Scheffler, S. (2003): Elternkurse auf dem Prüfstand. Wie Erziehung wieder Freude macht. Leske und Budrich, Opladen

Tudor, K. (2010): Alpha und Omega, oder: Umfasst die Aktualisierungstendenz den Tod? Person 14 (2), 149-150

VanFleet, R. (2005): Filial Therapy: Strengthening Parent-Child Relationships Through Play (2nd Ed.). Professional Resource Press, Saratosa

Wakolbinger, C., Katsivelaris, M., Reisel, B., Naderer, G., Papula, I. (2011): Die Erlebnis- und Erfahrungswelt unserer Kinder. Tagungsband, 3. Internationale Fachtagung für klienten-/personenzentrierte Kinder- und Jugendlichen-Psychotherapie am 24. und 25. April 2010 in Wien. Books on demand, Norderstedt

Watzlawick, P., Weakland, H. H., Fish, R. (2001): Lösungen. 6. Aufl. Huber, Bern

Welter-Enderlin, R., Hildenbrand, B. (2008). Resilienz – Gedeihen trotz widriger Umstände. 2. Aufl. Carl-Auer, Heidelberg

Weinberger, S. (2015): Kindern spielend helfen. Einführung in die Personzentrierte Spielpsychotherapie. 6. Aufl. Beltz Juventa, Weinheim

Weinberger, S. (2004): Klientenzentrierte Gesprächsführung. Lern- und Praxisanleitung für Psychosoziale Berufe. 11. Aufl. Beltz Juventa, Weinheim

Weinberger, S. (2001): Kindern spielend helfen. Eine personzentrierte Lern- und Praxisanleitung. Beltz Juventa, Weinheim

Weinberger, S., Papastefanou, C. (2008): Wege durch das Labyrinth. Personzentrierte Beratung und Psychotherapie mit Jugendlichen. Beltz Juventa, Weinheim

Werner, E. E. (2008): Wenn Menschen trotz widriger Umstände gedeihen – und was man daraus lernen kann. In: Welter-Enderlin, R., Hildenbrand, B. (Hrsg.): Resilienz – Gedeihen trotz widriger Umstände. 2. Aufl. Carl-Auer, Heidelberg

White, M. (2007): Maps of Narrative Practice. Norton, New York

Willi, J. (1987): Ko-evolution. Die Kunst des gemeinsamen Wachsens. Rowohlt, Reinbeck bei Hamburg

Wilson, J. (2003): Kindorientierte Therapie. Ein systemisch-kooperativer Ansatz. Auer, Heidelberg

Winnicott, D. W. (2002): Vom Spiel zur Kreativität. Klett-Cotta, Stuttgart

Wustmann, C. (2004): Resilienz. Widerstandsfähigkeiten von Kindern in Tageseinrichtungen fördern. Beltz, Weinheim

Ziebertz, T. (2012): Theoretische Annahmen personzentrierter Familienberater. Eine qualitative Studie. SVH, Saarbrücken

Ziebertz, T. (2008): Hypothesen zu einer personzentrierten Theorie der Familie. Gesprächspsychotherapie und personzentrierte Beratung 39 (2), 79-85

Ziebertz, T., Lieb, M. (2017): Personzentrierte Familientherapie. Person 21, 34-41

Ziegenhain, U., Fries, M., Bütow, B., Derksen, B. (2006): Entwicklungspsychologische Beratung für junge Eltern. Beltz Juventa, Weinheim

Ziegenhain, U., Gebauer, S., Ziesel, B., Künster, A. K., Fegert, J. M. (2016): Lernprogramm Baby-Lesen. Übungsfilme mit Begleitbuch für die Beratung von Eltern. Hippokrates, Stuttgart

Zulliger, H. (1990): Heilende Kräfte im kindlichen Spiel. Fischer, Frankfurt a. M.

Kontaktdaten der Autoren

Ulrike Hollick
An der neuen Schule 6a
35096 Weimar (Lahn)
Praxis-Hollick@web.de

Maria Lieb
Praxisanschrift:
Höhenweg 122, 46147 Oberhausen
Wohnorte: Duisburg und Bamberg
info@beratung-lieb.de

Andreas Renger
Obere Wilhelmstraße 1a
53225 Bonn
rengerandreas@gmail.com

Dr. Torsten Ziebertz
Höhenweg 122
46147 Oberhausen
info@ziebertz-institut.de
Homepage: www.personzentrierte-familientherapie.de; 22.06.2018

Sachregister

Leseprobe

Leseprobe aus

Curd Michael Hockel:
Personzentrierte Kinderpsychotherapie

3.2 Reflexion lebensgeschichtlicher und aktueller (Krisen-) Ereignisse im Therapieverlauf

Einige Wochen später greift Paul diese Situation auf. Er war am vorangegangen Sonntag mit seiner Mutter an Vaters Grab gewesen und erinnert sich betroffen an die Traurigkeit der Mutter.

3.2.1 Strukturieren

Gespräche mit 10-Jährigen können philosophische Colloquien sein, besonders, wenn sie, wie Paul, gut begabt und sprachlich eloquent sind. Die Therapiestunden bleiben weiter Spielstunden – es gibt jedoch öfters lange Phasen wortarmen Sinnierens und dann eben diese Gespräche. An diesem Tag eröffnet er bei einem Kakao, den er sich seit langer Zeit zum ersten Mal wieder machte, dass er innerlich weiter in Not sei:

„Mama war früher schon oft sehr traurig, jetzt kommt sie aus dem Heulen kaum mehr raus. Manchmal sagt sie: ‚Jetzt wird's bald besser, jetzt hab' ich bald keine Tränen mehr.' Und dann muss ich heulen und werde zugleich wütend." Er sagt dies mit der emotionslosen Blockade, die weder Trauer noch Wut in der nachdenklichen Gegenwart zulässt. Ich weiß nicht, ob es schon an der Zeit wäre, eines der beiden Gefühle oder beide in ihremMiteinander anzusprechen. Ist doch das schreckliche Sterben des Vaters einerseits und die vorher schon bedeutsam in die

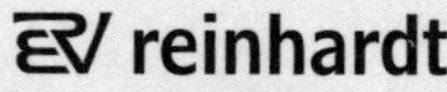

www.reinhardt-verlag.de

Selbstentfaltung des Jungen hineinwirkende mütterliche Depression andererseits wohl beides jeweils Anlass für beides: Wut über die Ohnmacht gegenüber dieser Faktizität und Trauer über den Verlust von Vater und mütterlicher Lebensfreude. Ich entscheide mich, eine Gesprächsgestalt anzubieten, eine Denkanstrengung dort vorzuschlagen, wo der Wirbel der Gefühle Unklarheit herrschen lässt.

„Paul, das sind zwei ganz verschiedene Beleuchtungen – Wut oder Trauer. Wenn du willst, können wir das mal strukturiert betrachten, das würde bedeuten, ich begleite dich im Nachdenken erst mal auf der einen Seite und dann auf der anderen."

„Wut und Trauer nacheinander ansprechen, obwohl sie gleichzeitig da sind?"

„Genau."

„Einverstanden. Wie soll das jetzt gehen?"

„Womit willst du anfangen, mit Wut oder Trauer?"

„Ich weiß nicht, ob ich wütend sein darf."

„Gut, fangen wir mit dieser Seite an. Da war am Grab diese Wut."

„Ja, ich balle die Fäuste, beiße die Zähne zusammen und möchte losbrüllen. ‚Hör auf zu heulen, Mama, du hast doch noch uns. Wir sind auch traurig …'" Paul wird erkennbar emotionaler, ich beobachte, wie über das Erinnern der Wut gleichzeitig die Traurigkeit wieder aktualisiert wird.

„Ok, ‚auch traurig' schauen wir später an. Jetzt bleiben wir bei deiner Wut. Sag mal genauer, auf was du da alles wütend bist. ‚Mama, sei nicht so schwach …', und?" „Oh ja, ich bin auch wütend auf den Krebs und dass keiner helfen konnte, macht mich sauwütend … Obwohl das Sterben zuletzt so ruhig ging. Ich bin wütend auf das, was so etwas macht. Die Gemeinheit, meiner Schwester und mir den Vater, meiner Mutter den Mann zu nehmen."

Leseprobe

„Wütende Anklage: Das erlebst du ..." „Ja, genau, ich erlebe das empörend ungerecht. Andere Kinder haben gesunde Väter und fröhliche Mütter." Paul schweigt nachdenklich – so, als sei für ihn etwas erledigt, indem er diese Empörung ausspricht.

Im Strukturieren werden zwei Seiten eines Konfliktes oder Themas getrennt und nacheinander betrachtet. Abweichend von der „achtsam folgenden" personzentrierten Gesprächsstrategie ist der Therapeut, wenn er das Angebot macht, einen Konflikt strukturiert zu betrachten, dazu verpflichtet, das Thema in seiner Gesamtheit, also auch die andere Seite, zu fokussieren. Er ist dazu verpflichtet, die ganze Struktur zu betrachten.

Ich sage nach längerem Schweigen: „Also, wir wissen jetzt beide, dass es dich empört, dass du es als schreiende Ungerechtigkeit erfährst und aus der Ohnmacht angesichts dieser Seite raus möchtest. Gibt es noch etwas, was dich bewegt, wenn du an die Wutseite denkst?"

(...)

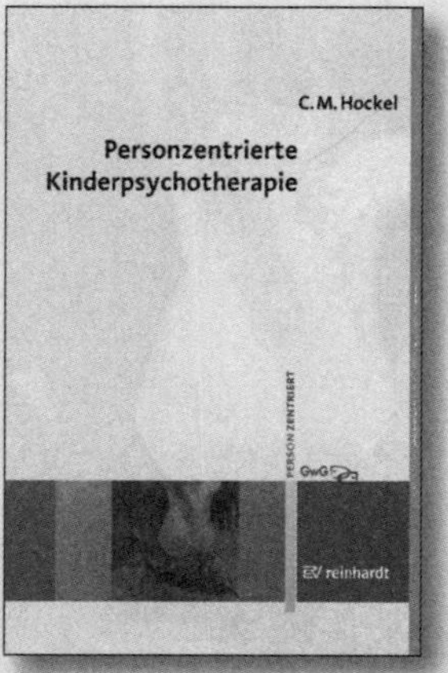

Leseprobe (S. 32–33) aus:
Curd Michael Hockel
Personzentrierte Kinderpsychotherapie
(Personzentrierte Beratung & Therapie; 10)
2011.
191 Seiten. 3 Abb. 5 Tab.
(978-3-497-02201-4) kt

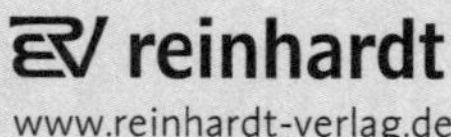

www.reinhardt-verlag.de